JN023885

あなたも〔健康&長寿〕

「老いなき世界」へ

Dr.SHUTO

招您到不老的世界

医療法人 健身会　理事長

医学博士　周東　寛 著

はじめに

　近年、老化は、老化を招く老化細胞によるものが大きいということが分かってきました。

　老化細胞が老化させるのならば、その老化細胞を除去すればいいということになります。

　その老化細胞の除去には、自分だけで行う自然治癒と、医療機関と連携して行うものの二通りがありますが、ここでは自分だけで行う自然治癒による老化防止、老化対策について述べます。

　私はこれまで、ずいぶん多くの著書を世に問うてきましたが、それらの著書を一口で言うと、「このようにすれば健康長寿できる」ということでした。

　そこで、最初に「このようにすれば健康長寿できる」という視座を設定し、私のこれまでの著書を整理しなおすということも、合わせて行いました。

　そのことにより、私の著書の全貌がわかりやすくなり、「健康長寿」を心がけておられるみなさまのお役に立つことができれば、これに過ぎる喜びはありません。

みなさまの「健康長寿」を、こころよりお祈り申し上げます。

　令和5年4月3日

　　　　　　　　　　　　　　　　　周東　寛

● 目次

第1章 | あなたも「老いなき世界」へ

第2章 | 食事の基本、注意事項

第3章 | 糖質を制限する 抗酸化力を極限までファイトケミカル

第4章 ┃ ビタミン、ミネラル、酵素

第5章 ┃ 亜鉛による生命維持

亜鉛による生命維持
糖化、塩化、油化、酒化などの漬物現象物をつくる

第6章 「漬物現象」である糖化・塩化・油化・酒化を、食習慣と運動で代謝させ「健康長寿」

第7章 | サーチュイン遺伝子ミトコンドリア

第8章 ｜ 温熱療法（入浴）快適な睡眠

あなたも
「老いなき世界」へ

世界的ベストセラー
『Life Span 老いなき世界』

600頁近くもある分厚い本が、
発売直後10万部を超えた

　2021年1月、発売直後に600頁近くもある分厚い本が、10万部を超えるベストセラーになりました。

　『老いなき世界　Life Span』です。

　著者のデビッド・A・シンクレア博士は、ハーバード大学の医学大学院教授です。2014年に、『タイム』誌による世界を変える100人の一人に選出されました。2018年には、「医療におけるトップ50人」の1人にも選出されています。NHKスペシャル「ネクストワールド　私たちの未来」に出演されたので、ご覧になったかたもおられるのではないでしょうか。

　ハーバード大学医学大学院での遺伝学の研究を基礎に、「長寿」の研究へとお進みになり、世界の長寿学の第一人者になられました。「人の平均寿命は、120歳」と言いきられたのは、このころです。

シンクレア博士「平均寿命は120歳」、私は数十年前から「健康長寿」「元気はつらつ百歳まで」

シンクレア博士が「平均寿命は120歳」と言われたせいか、最近120歳という言葉を時々耳にするようになりました。他方「人生100年」は、かなり以前から頻繁に聞かれます。その「人生100年」は、どんな状態でもとにかく100歳まで生きる、ということではないでしょう。

100歳まで生きるうえで最も大切なのは、じつは「健康」です。高齢者になるとなんらかの病気を抱えている方が多く、その方々への遠慮があるからでしょうか。

しかし、「長寿」とともに、あるいはそれ以上に、高齢者の「健康」は重要です。「健康」であってこそ、「長寿」の喜びがあり、「長寿」の値打ちがあるのです。だからこそ「健康まつり」を実施してきました。2023年4月21日で、22回となります。

600頁ほどの『老いなき世界　Life Span』も、一言でいえば「健康」を維持して「120歳」まで、ということです。

老化防止の薬は、今後ますます増えそうです

　健康なままで120歳まで生き抜くには、食べ物に気を
つけ、食べ過ぎないことと、適度な運動を行うことであ
る。そうシンクレア博士は述べておられます。これも、
私が何十年も前から言っていることです。
　シンクレア博士は、そのほかに、薬を紹介しておられ
ます。この老化防止の薬が、シンクレア博士の研究の大
きな成果ですが、薬を実際に使うときには、医師の診察
を受け、医師の指導を受けてください。まさに秦の始皇
帝が求めた「不老長寿」の薬、老化防止の薬、それにサ
プリメントは、すでに数多く開発され、今後ますます増
えそうなので、医師の指導を受けることが、とくに重要
です。

70歳、80歳を過ぎても健康な人は、
心も人生観も根底から変わる

　晩年になれば、誰もが多かれ少なかれ体が不自由にな
り、さまざまな病気に苦しめられ、やがて死んでいく
……。それが、いまの多くの人の漠然とした人生観では

ないでしょうか。

　それが、70歳、80歳を越えても、若く、健康でいられたら、人生観がガラリと違ってきます。歳をとることが恐くなくなります。過ぎ去る年月が気にならなくなります。

　やりたいこと、やってしまっておきたいことが増えてきます。諦めることが、なくなってきます。

　何度でも挑戦できるからです。

　70歳、80歳を過ぎた健康な人は、その人の人生はもちろん、心も人生観も根底から変わるのです。

老化は避けて通れないものではない

　「心も人生観も根底から変わる」世界が、すぐそこまで迫っていることを、長寿研究の世界の第一人者であるシンクレア博士が、示してくれました。なぜ老化という現象が生物に備わったのかを、「老化の情報理論」から説明し、どのようにして老化を治療すべきなのかを、最先端の科学的知見をもとに、鮮やかに提示してくださいました。

　21世紀に生きている私たちは、寿命を延ばすととも

に、元気でいられる期間をも延ばしていけるのです。

　老化は、避けて通れないというものではありません。そのような法則も、「老化遺伝子」などというものもありません。食べ物と運動の二つを中心に据えた、よい生活習慣を続ける。そのうえで、長寿遺伝子を上手に働かせ、健康なミトコンドリアを増やし、老化促進物質を減らせばよいのです。

iPS細胞は、
若返りをもたらす細胞でもあるのでは

　ノーベル章を受賞された山中伸弥教授（京都大学iPS細胞研究所未来生命科学開拓部門）は、細胞の初期化を誘導する4つの遺伝子（Oct3/4、Sox2、Klf4、C-Myc）を発見されました。

　それが、いわゆるiPS細胞（人工多能性幹細胞）です。山中因子とも呼ばれています。

　iPS細胞は、再生医療の分野でとても期待されていますが、それができるならば若返らせることもできるはずです。老化した細胞を初期化、リプログラミングすればいいわけですから。

　iPS細胞は、リセット・スイッチの役割を果たす4つの

遺伝子でもあるはずなので、若返りをもたらす細胞でも
あるはずです。

■「老化は病気」の一種類になりつつあります

　私たちのこれまでの常識では、老化は自然の摂理で
あって避けられるものではなく、当たり前に受け入れな
ければいけないものでした。
　実際、これまで医療の発展によって、人類の平均寿命
は延びてきました。しかし、人は老化を避けることがで
きず、最大寿命は、120歳程度から延ばすことができて
いません。平均寿命は延びたのですが、多くの人が晩年
は薬や手術といった苦痛の期間を過ごすようになっても
います。
　年老いていくことで身体が弱くなっていき、心疾患や
がん、アルツハイマーなどといった病気になり、モグラ
叩きのように治療を繰り返し、最後の時を迎えることに
なる。それが私たちの共通認識だったと思います。
　その常識に疑問を感じ、そもそも老化とは何なのかを
研究し、行き着いたのが「老いは病」ということだった
ようです。

研究を通して老化のメカニズムが明らかになっていくにつれ、「老いは病気である」としか言いようがなく、晩年患うさまざまな病気は、老化という病気による個々の症状で、老化を治すことができれば、それらの症状は発症しないという考えに至ったようです。

　だから、病気であるならば治療が可能であると、シンクレア博士は主張しておられるのです。

老化のメカニズム

生命が老いるメカニズム

　ヒトが老いるメカニズムについて、『老いなき世界 Life Span』には、おおよそ次のようなことが述べられています。

　私たちの身体は、たった一個の受精卵から出発して60兆個とも言われる細胞に分裂していき、形作られました。

　その細胞分裂のプロセスでは、細胞の中にあるDNA

は正確に複製され、全ての細胞で同じDNAを持つことになります。それにも関わらず、神経細胞や皮膚細胞など、異なる役割の細胞へと分化していきます。

なぜでしょうか。

エピゲノムが作用するからです。エピゲノムが、それぞれの細胞に対して、どの遺伝子を使い、どの遺伝子を使わないかを、決めているのです。

それぞれの遺伝子のスイッチを、オンにするのか、オフにするのかを決めることで、どのような種類の細胞になればよいのかを、エピゲノムが決めています。

このエピゲノムは、私たちにとって極めて重要である一方、私たちに老化をもたらしてしまう厄介な性質を持っています。

ゲノムは、正確に情報をコピーすることができます。その意味で、いわばデジタル情報です。

それに対して、エピゲノムは、コピーが正確ではありません。情報を失ったりします。磁場や重力、放射線といった外部環境から影響を受け、ミスをおかすこともあります。時間の経過とともに劣化していったりもします。その意味で、エピゲノムは、アナログな情報であると言えます。

エピゲノムのアナログ的な性質が作用することによ

り、生まれ変わる細胞が不正確になることがあります。

　そうすると、組織や臓器がしだいに「充分に機能」しなくなり、最終的にはその働きを停止してしまったりします。

　これこそが「老化」の正体です。

　エピゲノムの作用により、生まれ変わった細胞が正確な情報を喪失している。そのため、以前のような作用ができなくなる。似てはいるのだけれど正確ではない。同じようにはできているのだけれど、以前よりも時間がかかっている。なめらかではない。スムーズではない。

　それらの結果として、具体的には、筋力が低下し、目が濁り、関節が痛み、骨の密度が失われ、認知があやしくなって、というようなことが起きるわけです。

　もう一つは、老化促進物質の「悪さ」です。

エピゲノムは、
遺伝子を変化させる指令を出す

　DNAの塩基配列を変えることなく、遺伝子のはたらきを決める仕組みを、エピジェネティクスと呼びます。エピゲノムは、その情報の集まりです。

　私たちの身体をつくる細胞には、基本的にすべて

同じゲノムが入っています。それにもかかわらず、皮膚の細胞や腸の細胞など、およそ200種類ほどのさまざまな細胞になります。これは、遺伝子のはたらきを決める仕組みであるエピジェネティクスのおかげです。

　20,000くらいある遺伝子に、さまざまに変化させる指令を出すのが、エピゲノムの機能です。

　エピゲノムの指令ミスで、複製された細胞が劣化する。

　新陳代謝をつかさどる細胞は、DNA（デジタル情報）とエピゲノム（アナログ情報）。DNAはデジタル情報なので、複製を繰り返しても劣化しません。しかし、DNAが複製をするときには、アナログ情報（劣化することがある）のエピゲノムがどんな蛋白質にするかを命じます。

　そのため、複製された細胞が劣化することがあり、それが老化であるということです。

老化は、自分で治すことも、
治療することもできるようになる

　そうしたデジタル情報DNAとアナログ情報エピゲノムによる正確な細胞の再生と細胞再生のミスという観点から、ガン、心臓病、アルツハイマー病などは、老化が顕在化したものであると捉えることができます。

　とすると、老化を防止することができれば、老化から生じるすべての病気を治すことができるということになります。

　これまで、病気とは「体が衰える──→病的な異常が見られる」というものでした。他方、老化は「病気の条件をすべて満たしてはいる」が、すべての人が老化するので、病気（の定義）から外されていたようです。

　しかし、老化を治すことができると、「すべての人が老化する」わけではない、ということになります。ですから、「老化は病気」ということにもなるわけです。

　そんな時代が，もうすぐ始まることになるというのは、たしかなことではないでしょうか。

生体内に存在する二つの情報源、ゲノムとエピゲノム

シンクレア博士は、独自の理論「老化の情報理論」で、老化のメカニズムを説明しています。

この理論でのキーワードは、生体内に存在する二つの情報、ゲノムとエピゲノムです。一つ目のゲノムというのは、DNAが保持する遺伝情報のことです。私たちの身体の中には「身体の設計図」とも言われるDNAが存在していて、一人一人固有の遺伝情報を持っています。

このDNAはシンプルにいうとA・T・G・Cの文字がずらーっと並んでいますが、その4種類の文字の並び順によって決定される遺伝情報がゲノムです。

もう一つのエピゲノムは、DNAの文字配列にはよらない遺伝情報です。一卵性の双子が全く同じゲノムでも身体的特徴に若干違いがでるのは、このエピゲノムの影響であると言われています。

エピゲノムの正体はDNAのまわりにくっつく化学修飾ですが、DNAにくっつくことでゲノム上の遺伝子のはたらきをコントロールする役割を担っています。

老化防止のため
今すぐできること

長寿遺伝子サーチュインの健康を保つ

　サーチュイン遺伝子は、長寿遺伝子、長生き遺伝子、抗老化遺伝子とも呼ばれています。サーチュイン遺伝子は、遺伝子の損傷を見つけるやいなや修復をしてくれる遺伝子です。

　遺伝子が通常レベルの損傷であったときには、サーチュイン遺伝子が修復をしてくれるので、老化はおきません。しかし、なんらかの原因で、遺伝子が通常をはるかに上回る損傷をしたときには、サーチュイン遺伝子による修復が追いつかなくなります。老化が進行してしまうのは、そのようなときです。

　サーチュイン遺伝子については、6章で詳述しますので、ここでは元気なサーチュイン遺伝子を、さらに活性化させることができれば、老化を防ぐことができる、ということを覚えておいてください。

栄養を制限する

シンクレア博士は、「現代人は基本的に食べ過ぎ」なので、「老化を防ぐためには栄養を制限する必要がある」とも述べておられます。まったく同じことを、私も述べてきました。

サーチュイン遺伝子の活性化という観点からも、"適度な飢餓状態"は必用であると言えます。

老化防止そのものの観点からも、"適度な飢餓状態"は、体に備わっている「サバイバルスイッチ」をオンにさせるうえで、きわめて効果的であると言えます。

具体的には、食事の回数は多くても1日2食にし、なおかつ一食の量もギリギリまで減らすべきだと、シンクレア博士は言っておられます。

私は、週に1度の「16時間断食」を進めています。丸一日まったく何も食べないのは、自分にはきつすぎるならば、一食を抜く「半日断食」でもかまいません。

夜の7時から8時にかけて夕食を食べたならば、翌日の12時に昼食を食べれるというのが「16時間断食」です。

そのほか肉や卵、乳製品、魚といった動物性たんぱく

質を減らす。植物性たんぱく質を多く摂取することなど
を、シンクレア博士は推奨しておられます。これも、
まったく同じことを、私も述べてきました。

適度な運動を毎日行う

　適度な運動によっても、栄養制限と同じように「サバ
イバルスイッチ」をオンにすることができます。
　適度な運動の詳細については、私の次のような著書
を、ご参照ください。

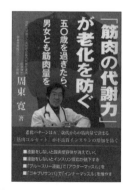

「筋肉の代謝力」が老化を防
ぐ―五〇歳を過ぎたら、男女
とも筋肉量増を

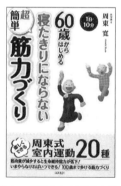

「筋肉の代謝力」が老化を防ぐ
―五〇歳を過ぎたら、男女と
も筋肉量増を

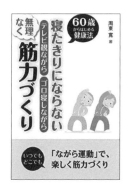

寝たきりにならないテレビ観ながらゴロ寝しながら無理なく筋力づくり　60歳からはじめる健康法

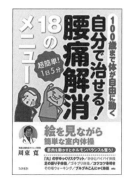

自分で治せる！腰痛解消18のメニュー──100歳まで体が自由に動く　超簡単！1日5分絵を見ながら簡単な室内体操

暑さと寒さに身をおくことでも（寒暖差）老化を防ぐことができます

　暑さ、寒さに身体をおくことでも、サーチュイン遺伝子が活性化されます。ということは、サウナはいいということです。

　サウナで身体を温めたあと水風呂に入ると、かなりの寒暖差を体験することになります。ただし、ギリギリまで身体を温め、水風呂に飛び込んだりするのはお止めく

ださい。かなりいろんなことを行った人ならばいいかもしれませんが、ふつうの人は、寒暖差はほどほどにしましょう。

　入浴後に冷水シャワーを少し浴びと、身体がシャキッと引き締まり、気持ちよくなります。サウナに通うのは面倒だという方に、おすすめします。

紫外線はできるだけ避け タバコは止めましょう

　サーチュイン遺伝子を活性化させれば、遺伝子の損傷を修復してくれることはたしかですが、遺伝子が傷つかないようにすることも、損傷を最小限に抑えることも大切です。

　そのためには、身体に悪いとわかっていることは止めましょう。タバコは活性酸素増加の根源であり、シンクレア博士も、「身体を壊すもの」だと断言しておられます。紫外線は、できるだけ避けるようにとも、述べておられます。

　飲酒は細胞・臓器を劣化・硬化させます。

ハイパーサーミアの
大きな可能性

高熱を発すると、がん細胞は死滅する

　熱があるということは、とても大切なことであり、「高熱を発すると、がん細胞は死滅する」ということが明らかになった19世紀後半には、特に注目されました。

　そして、発熱させることを目的に、細菌感染させたり、毒性を取り除いた細菌を混ぜあわせたワクチンをつくったりしたこともありました。

　しかし、がん細胞が死滅するよりも先に細菌感染によって死亡するようなことが、ある確率で起こることが明らかになりました。そのことにより、発熱目的で細菌感染させるという治療方法は、なくなってしまいました。

　そのことにともない、「高熱を発すると、なぜがん細胞が死滅するのか」という研究も衰退してしまいました。

ハイパーサーミアは、
体の中を41℃にまで温かくできる

　それが最近あらためて注目されるようになり、ハイパーサーミアという医療機器が開発され、がん治療に使われ始めました。

　ヒトの体は、42℃になると高熱の著しい悪影響を受けるので、ヒトの体を42℃以上に上げてはなりません。これが大事なポイントです。

　しかし、さいわいなことにヒトの体温が41℃になると、ヒトの体内のがん細胞の温度は42℃〜43℃に上昇します。

　がん細胞は血流が悪いために、正常細胞群のように、動脈、静脈ともに血管を拡張させて血流をよくし、熱を逃がすということができないためです。

　そのことがおもな理由で、電磁波によって体の中を41℃にまで温かくすることができるハイパーサーミアが発明されたのです。

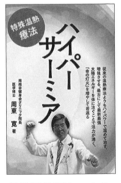

特殊温熱療法ハイパーサーミア

「温熱治療に効果的に使用できる」と 私が取りあげ、私のクリニックに導入

　そのがん治療のために開発されたハイパーサーミアを、「温熱治療に効果的に使用できる」と私が取りあげ、私のクリニックに導入しました。

　ハイパーサーミアは、がん治療にももちろん有効ですが、考え方の基本にあるのは温熱治療です。さらにその根底にあるのは、ホーリズム医療（＝全体医療）です。

　ヒポクラテス、ガレノスによる「ギリシアーアラビア医学」、アーユルベーダ（インド伝統医学）、中医学（＝中国伝統医学、中国医学、東洋医学）も、ホーリズム医療です。

　ちなみに「ギリシアーアラビア医学」は、ヒポクラテスの医学を、ガレノスがまとめあげたものでした。その後に、ローマ帝国は東西に分裂し、それぞれに衰微していったのですが、そのころには、ガレノスがまとめあげたヒポクラテス医学は、イスラム世界に持ち込まれて大切にされました。

　その「ギリシアーアラビア医学」が、ルネッサンスを契機にヨーロッパに返り咲きました。「ギリシアーアラ

ビア医学」が、ヨーロッパに再上陸し、現代医学、西洋医学の基礎となりました

▌「ヒートショックプロテイン」
▌という観点もある

私たちの細胞のほとんどは、水分とたんぱく質でできているのですが、ときにそのたんぱく質の一部の構造がおかしくなることがあります。

そんなときに熱ストレス（ヒートショック）を与えると、おかしくなったたんぱく質を修復することができます。

元気がなくなったレタスを、50℃のお湯に浸すと、シャキッとします。これも、ヒートショックによるものですが、そのような感じでおかしくなったたんぱく質が修復され、元気になるのです。

ヒートショックプロテインは、熱ストレスによって増えます。ヒートショックプロテインが増えると、自己回復力が向上するので、病気の予防にもなります。美肌効果もあります。

拙著『ハイパーサーミア』のなかで、そのことを述べ、次のような健康法をご紹介しました。

1　入浴の15分前に500㎖くらい水を飲みます。入浴すると300〜500㎖ほどの汗をかくので、水分過剰にはなりません。

　500㎖ほどの水を飲まずに入浴すると、いわゆる「ドロドロ血液」になり、血圧急上昇の原因にもなり、ひどいときには血管が詰まったり、破れたりしてしまいます。

2　40℃から42℃のお湯につかります。

　効果的な熱ショックは、適度な温度によってもたらされます。その適度な温度が40℃から42℃です。40℃ならば20分、41℃ならば15分、42℃ならば10分を目安に、お湯につかってください。つかっている間にお湯の温度が大きく変化しないように、工夫してください。できるだけ、つかりはじめたときの温度をキープするようにしてください。

3　体温が38℃にまで上がると、ヒートショックプロテインは1.5倍になるといわれています。

　もともとの体温がそれほど高くない人は、入浴前の体温から1.5℃上げることを目安にしてください。

④入浴後はバスタオルを巻くなどして、急に体温が
下がらないようにしてください。
扇風機にあたったり、冷たい飲み物を飲んだりし
ないでください。
10分から15分くらい安静にしましょう。

⑤入浴後には10〜15℃の水分を補給してください。
最初は温度を測って飲んだ方がいいでしょう。
10〜15℃は、室温あるいは常温ではありません。

第 2 章

食事の基本、
注意事項

Dr.周東の食事の3原則

1. 食べる順序がとても大切

　最初は野菜。次に肉や魚などを召し上がってください。その5〜10分後に、ごはん、パン、うどん、などをお召し上がりください。

　果物やスイーツなどは、最後に。

　ごはん、パン、うどんなどは、身体のなかで糖質に変わります。甘いデザートは糖質、果物の多くは果糖です。なので、空腹時には食べないようにしてください。蛋白質、野菜は食べてもいいでしょう。ワイン（果実）やビール（炭水化物）は、このときに飲むことになります。

　空腹時に糖質をとってはいけない理由は、インスリンの分泌が、狂ったようにおかしくなり、悪玉インスリンが増えるからです。それがひどくなると高インスリン血症になってしまいます。

　血液中に多量にインスリンが存在するようになると、腎臓でのナトリウム排泄機能が低下します。すると血管

に水分が溜まりやすくなり、高血圧になります。

　高インスリン血症は、交感神経を緊張させるので、交感神経の緊張によっても血圧が上がります。

　運動習慣のあるひとは、ブドウ糖が積極的に筋肉に取り込まれますので、高インスリン血症にはなりにくいでしょう。

　運動習慣のないひと場合は、インスリンが内臓脂肪組織の脂肪細胞にブドウ糖や脂肪をたくさん取り込ませるので、肥満につながります。

　血中のインスリン濃度が高いと、インスリン抵抗性が高まり、脂質代謝異常や尿酸代謝異常にもなりやすくなります。

　A 私は次のようにお薦めしています。まずは肉野菜を食べましょう。揚げ物は禁止した方がいいです。5分ほど後に炭水化物を。さらに5分後あたりに果物を食べると、膵臓ホルモン分泌に優しいことになります。

　Q 私は、あじフライが好きなのですが、あまり食べない方がいいでしょうか？

Ａ フライ類を多く食べると膵臓を悪くします。できれば食べないほうがいいのですが、食べるのならば、週1回金曜日だけに。フライデーですから。

Ｑ とんかつもダメなのでしょうか？ 新しい良い油を使っている店ならリスクも低いと思います。それにキャベツを沢山食べればいいのではないでしょうか。

Ａ 揚げ物は、私は食べません。あげるものですから。油に熱を加えた「酸化油」は、身体に悪く、特に膵臓に悪いのです。脂は、野菜、お魚、お肉にふりかけて使える良い油にしましょう！ オリーブ油、亜麻仁油、ココナッツ油、月見草油、紫蘇油、胡麻油、ナタネ油、アイラブ油❤

2. 食事による主な生活習慣病の対策

　私は、高血圧対策のための食事として、オニオンスライスを酢に漬けたものを、「酢玉ネギ（すったまねぎ）」と名づけ、推奨しました。

　「酢玉ネギ」を食事の最初に摂ると、血糖値の上昇を確実に抑えることができます。「酢玉ネギ」で血糖値の上昇を抑えた後で、その他の野菜を食べ、汁物をいただき、魚や肉などのたんぱく質へと進み、ごはんやうどんやパンなどの炭水化物をあとのほうにすれば、ダイエット効果も期待できます。

　「酢玉ネギ」には、そのほか血流の改善、動脈硬化の予防、高血圧の抑制、血糖値の上昇抑制、糖尿病の予防、腸内環境の改善、便秘の改善、疲労回復などの効果も期待できます。

　私が「酢玉ネギ」について書いた本は、たくさんあります。「酢玉ネギ」を詳しくお知りになりたい方は、次の本のなかからお選びください。

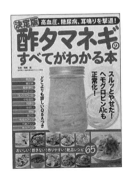

決定版！酢タマネギのすべてがわかる本（高血圧、糖尿病、耳鳴りを撃退！）

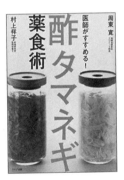

医師がすすめる！酢タマネギ薬食術（やせる！糖尿病、高血圧、耳鳴りを撃退！）

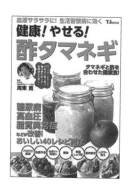

健康! やせる! 酢タマネギ
(TJMOOK)

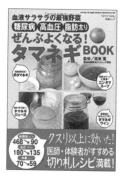

糖尿病・高血圧・脂肪太りぜ
んぶよくなるタマネギBOOK
（GEIBUN MOOKS No.730)
（GEIBUN MOOKS 730『はつら
つ元気』特選ムック）

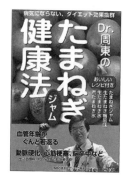

Dr.周東のたまねぎジャム健
康法—病気にならない、ダイ
エット効果抜群

3. 朝起きてすぐに唾液を飲み込まないようにしましょう

　朝起きてすぐのとき、口の中は雑菌がいっぱいです。あなたが寝てから起きるまで、雑菌はこれさいわいと、一生懸命に繁殖しました。寝起きのつばを飲み込むと、それらの雑菌も飲み込んでしまうことになります。

　朝起きたらすぐにうがいをしてください。朝、歯を磨く習慣のない人は、朝起きたらすぐにうがいをすることは、とくに大事です。

　朝、水を飲む習慣のあるひとは、冷や水を飲まないでください。体温に近い白湯を飲むようにしてください。朝起きて白湯を飲むと、新陳代謝を活性化できます。便通などがよくなります。

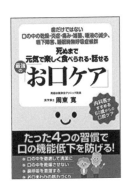

死ぬまで元気で楽しく食べられる・話せる 最強の「お口ケア」

自分の適正体重を知る

標準BMI値から適正体重を計算

適正体重を標準BMI値から計算する方法があります。身長（m）の2乗に、標準BMI値である22をかけます。

適正体重目安 ＝ 身長(m) × 身長(m) × 22 (BMI値)

現在のご自分のBMI値は、体重を身長（m）の2乗で割ります。

BMI値 ＝ 体重(kg) ÷ 身長(m) ÷ 身長(m)

身長165cm、体重70kgの方は、70÷1.65÷1.65＝25.71なので、BMI値は25.71です。肥満ということになります。

日本肥満学会「肥満のガイドライン」を参照してBMI値を修正

上記の適正体重は、老若男女を問わない適正値なので、日本肥満学会の「肥満のガイドライン」をみて、

BMI値を修正しましょう。

　18歳〜49歳、

　50歳〜64歳、

　65歳以上の3つに分けました。

　いずれの年齢層も上限はBMI25未満ですが、下限は年齢が高くなるほど上がっています。これは、高齢になると低栄養による健康へのリスクが高くなることが考慮されているためです。

高齢者は、BMIが高いときも低いときも気をつけましょう

　BMIが25以上になると肥満で、体重を減らしたほうがいいのですが、BMIが25以下ならばすべてよい、ということにはなりません。BMI値が低すぎてもよくありません。

　高齢になると、食事量が低下し、体重が徐々に減っていく傾向にあります。

　痩せると倦怠感がでてきたり、疲れやすくなったりします。眠れなくなったり、めまいを起こしたりもしやすくなります。コロナなどの感染症にかかりやすくなったり、持病が悪化するリスクが高くなったりもします。

BMIが高いときはもちろん、低いときも健康に大きな悪影響を与えます。できるだけ以下の表の範囲におさめましょう。

BMI値をこの範囲内に収めましょう

年齢	BMI
18歳〜49歳	18.5 〜 24.9
50歳〜64歳	20.0 〜 24.9
65歳以上	21.5 〜 24.9

日本肥満学会「肥満症診療ガイドライン2016」より

日本肥満学会の肥満度の分類

BMI	判定
18.5未満	低体重
18.5以上25.0未満	普通体重
25.0以上30.0未満	肥満（1度）
30.0以上35.0未満	肥満（2度）
35.0以上40.0未満	肥満（3度）
40.0以上	肥満（4度）

BMIは肥満の有効な指標ですが、体脂肪のついている部位、量にも配慮しましょう

BMIが肥満をみる指標になっていますが、BMIは身長と体重のみの値なので、体脂肪が多くて肥満状態なのか、筋肉質なので肥満であるとはいえない、を区別することはできません。

BMIは同じであっても、脂肪のつく部位によって健康へのリスクが変わることへの注意も必要です。

BMIは標準でも体脂肪が多い「隠れ肥満」の方もおられます。「隠れ肥満」は、極端なダイエットなどをしている若い女性に多いようです。

BMIは、肥満の有効な指標ですが、絶対視しないようにしてください。

ちなみに私は、以下の計算式を、日本臨床内科学会誌の論文の中で発表しました。

$$腹囲(cm) \div 身長(m)^2 = WCI$$

WCIとBMIを併用することにより、効果的に病気を予測することができます。

食事摂取基準

　国民の健康の保持・増進を図るうえで、摂取すること
が望ましいエネルギーと栄養素の量の基準が、決められ
ました。

　健康増進法に基づき、厚生労働省が決めました。総タ
イトルは、「日本人の食事摂取基準（2020年版）」です。

　そのなから4つご紹介します。

1. エネルギーの食事摂取基準

エネルギーの食事摂取基準

年齢（歳）	推定エネルギー必要量（kcal）					
	身体活動レベル（男）			身体活動レベル（女）		
	I	II	III	I	II	III
50～64	2,200	2,600	2,950	1,650	1,950	2,250
65～74	2,050	2,400	2,750	1,550	1,850	2,100
75以上	1,800	2,100	—	1,400	1,650	—

日本人の食事摂取基準（2020年版）」厚生労働省

身体活動レベル

I（低い）：生活の大部分が座位。静的な活動が中心

II（普通）：座位中心の仕事だが、職場内での移動や立
　　　　　位での作業・接客などがあるか、通勤・買物・家事・
　　　　　軽いスポーツ等のいずれかを含む場合

Ⅲ（高い）：移動や立位の多い仕事への従事者。あるい
　はスポーツなど余暇における活発な運動習慣をもって
　いる場合

2. たんぱく質、脂質、炭水化物、食物繊維の食事摂取基準

たんぱく質、脂質、炭水化物、食物繊維の食事摂取基準

年齢（歳）	たんぱく質推奨量（g）		脂質目標量（%エネルギー）		炭水化物目標量（%エネルギー）		食物繊維目標量（g）	
	男	女	男	女	男	女	男	女
50〜64	65	50	20〜30	20〜30	50〜65	50〜65	21以上	18以上
65〜74	60	50	20〜30	20〜30	50〜65	50〜65	20以上	17以上
75以上	60	50	20〜30	20〜30	50〜65	50〜65	20以上	17以上

日本人の食事摂取基準（2020年版）」厚生労働省

3. ビタミンの食事摂取基準

ビタミンの食事摂取基準

年齢（歳）	ビタミンA推奨量（μgRAE）		ビタミンD目安量（μg）		ビタミンE目安量（mg）		ビタミンK目安量（μg）		ビタミンB1目安量（mg）	
	男	女	男	女	男	女	男	女	男	女
50〜64	900	700	8.5	8.5	7.0	6.0	150	150	1.3	1.1
65〜74	850	700	8.5	8.5	7.0	6.5	150	150	1.3	1.1
75以上	800	650	8.5	8.5	6.5	6.5	150	150	1.2	0.9

年齢（歳）	ビタミンB2目安量（mg）		ナイアシン推奨量（mgNE）		ビタミンB6目安量（mg）		ビタミンB12目安量（μg）		葉酸推奨量（μg）	
	男	女	男	女	男	女	男	女	男	女
50〜64	1.5	1.2	14	11	1.4	1.1	2.4	2.4	240	240
65〜74	1.5	1.2	14	11	1.4	1.1	2.4	2.4	240	240
75以上	1.3	1.0	13	10	1.4	1.1	2.4	2.4	240	240

年齢（歳）	パントテン酸 目安量（mg）		ビオチン 目安量（μg）		ビタミンC 推奨量（mg）	
	男	女	男	女	男	女
50 ～ 64	6	5	50	50	100	100
65 ～ 74	6	5	50	50	100	100
75 以上	6	5	50	50	100	100

日本人の食事摂取基準（2020年版）」厚生労働省

4. ミネラルの食事摂取基準

ミネラルの食事摂取基準

年齢（歳）	ナトリウム 目標量（g）〔食塩相当量〕		カリウム 目安量（mg）		カルシウム 推奨量（mg）		マグネシウム 推奨量（mg）		リン 目安量（mg）	
	男	女	男	女	男	女	男	女	男	女
50 ～ 64	7.5未満	6.5未満	2,500	2,000	750	650	370	290	1,000	800
65 ～ 74	7.5未満	6.5未満	2,500	2,000	750	650	350	280	1,000	800
75 以上	7.5未満	6.5未満	2,500	2,000	700	600	320	260	1,000	800

年齢（歳）	鉄 推奨量（mg）			亜鉛 推奨量（mg）		銅 推奨量（mg）		マンガン 目安量（mg）	
	男	女（月経なし）	女（月経あり）	男	女	男	女	男	女
50 ～ 64	7.5	6.5	11.0	11	8	0.9	0.7	4.0	3.5
65 ～ 74	7.5	6.0	—	11	8	0.9	0.7	4.0	3.5
75 以上	7.0	6.0	—	10	8	0.8	0.7	4.0	3.5

年齢（歳）	ヨウ素 推奨量（μg）		セレン 推奨量（μg）		クロム 目安量（μg）		モリブデン 推奨量（μg）	
	男	女	男	女	男	女	男	女
50 ～ 64	130	130	30	25	10	10	30	25
65 ～ 74	130	130	30	25	10	10	30	25
75 以上	130	130	30	25	10	10	25	25

日本人の食事摂取基準（2020年版）」厚生労働省

第 **3** 章

糖質を制限する
抗酸化力を極限まで
ファイトケミカル

糖質を制限する

炭水化物（糖質）制限ダイエット

　BMI値を割り出し、性別、年齢などで修正し、やっぱり肥満だと気付くと、多くの人はまず食べる量を減らします。そのうえで、毎日の歩く時間を増やしたり、歩く距離を増やしたりします（ともに有酸素運動）。寝る前に腕立てふせ（筋トレ）や腹筋運動（シットアップ。筋トレ）をする人が現れるかもしれません。

　これらはいずれも体脂肪を落とす有効な手段です。これらを行うことによって、体脂肪は減ります。人によって、またやり方によって、激しく減ったり、ごくわずかに減るだけだったり、バラつきはあります。

そう簡単にはリバウンドしない

　また身体には恒常性を保つはたらきがあるので、徐々に強めて（負荷をアップして）いかないと、体脂肪が落

ちにくくなったり、元に戻ってしまったりします。

ある程度減ったところで、やれやれということで気が
ゆるんで、元に戻ったということもよくあります。

そんななかで、この方法で体脂肪を落としたら、そう
簡単にはリバウンドしないという方法があります。

それは、炭水化物（糖質。炭水化物は食べたあと体内
で糖質に変化します）を減らす、あるいは食べないとい
うダイエットの方法です。

炭水化物は、成人になったあとは、 さほど必要ではないという新しい見解

炭水化物は、たしかに3大栄養素のひとつですが、成
人になったあとは、さほど必要ではないという、新しい
見解もあります。

その理由は、炭水化物（糖質）には血糖値を上げるは
たらきがあり、血糖値の高い状態が続くと糖尿病を招来
しかねない。

日々の炭水化物（糖質）の摂取量を減らせば、わざわ
ざ血糖値の上がりにくい食べもの（GIが低い食品）を
摂る必要はない。

以上が、炭水化物（糖質）制限ダイエット、炭水化物

ダイエットのおもな理由です。

糖質を減らしてAGEs発生抑止

炭水化物（糖質）を減らして
AGEs（老化促進物質）の発生を抑える

　次に老化防止の観点から、炭水化物（糖質）の摂取量を減らすことにより、AGEsの発生を抑えることができる、ということが言えます。

　AGEs（糖化最終生成物。エイ・ジー・イーズ）は、体内で糖質とたんぱく質とが結びついた老化原因物質です。

　糖質とたんぱく質とが結びついてAGEsができるということは、糖質が充分になければ、AGEsは発生しないということになります。

　たんぱく質は、身体のあらゆる部分の材料です。臓器のすべてはもちろんのこと、筋肉、血液、ホルモンなども、たんぱく質を材料にできています。これにAGEsのたんぱく質が使われると、自動的に糖が組み込まれ、老化が進みます。

ビタミンBがカテキンによる
AGEs生成阻止を助けている

AGEsによる老化は、一方向です。戻ることはありません。そのため、AGEsによる老化が起きないようにすることが大切です。

AGEsの生成を阻止できる物資として知られているのは、現在カテキンだけです。ビタミンBも結果的にはAGEsの生成を阻止しますが、ビタミンBはカテキンの吸収を助けることにより、カテキンによるAGEs生成阻止を助けている、ということです。

AGEsがたくさん含まれている食べ物、
比較的少ない食べ物

AGEsは、高血糖によって体の中でつくられるだけではありません。AGEsがたくさん含まれている食べ物を食べることで、外からも取り込まれます。

AGEsがたくさん含まれているのは、次のような食べ物です。

ステーキ、トンカツ、焼き鳥、唐揚げ、

> ハンバーグ、フライドポテト、
> ポテトチップス、ホットケーキ

　AGEsが比較的少ないのは、生野菜、刺身など、生の食品です。

AGEs対策のための6つの生活習慣

1. 血糖値を上げ過ぎない
2. 食事は食物繊維から
3. できるだけ酢を摂る
4. GI値の低いものを食べる
5. 揚げ物、清涼飲料水、甘いものなど、
   糖化した食品を控える
6. 体に負荷をかける生活をする

「炭水化物不要論」を検証する

たしかに炭水化物は、必須栄養素に含まれていない

栄養素と聞くと、三大栄養素や五大栄養素を思い浮かべます。

三大栄養素は、炭水化物、脂質、たんぱく質です。それにミネラル、ビタミンが加わったのが、五大栄養素です。

その三大栄養素、五大栄養素のほかに、必須栄素というのがあります。

必須栄養素は、アミノ酸8種類、ビタミン18種類、ミネラル20種類で、合計46種類になります。

三大栄養素にも五大栄養素にも含まれている炭水化物（糖質）は、必須栄養素のなかには含まれていません。

糖質は必要不可欠な栄養素でもないが、エネルギー源として非常に役立っている

トラやライオンのような野生の肉食動物の摂取栄養素

は、ほとんどがたんぱく質と脂肪です。糖質をほとんど摂取しなくても、野生の肉食動物はなんの問題もありません。糖質摂取がほとんどゼロであっても平気です。

人間はどうかというと、糖質摂取がほとんどゼロであっても生きていけそうです。

人間が生きていくうえで必須のものは、水、必須アミノ酸、必須脂肪酸、ビタミン、ミネラル、微量元素（亜鉛、銅、マグネシウム、ヨード、セレンなど）、電解質（ナトリウム、クロール、カリウム）と、幾つかの超微量元素ということになっています。

つまり糖質は、いわゆる「必須栄養素」でも、必要不可欠な栄養素でもない、ということです。

その一方で、糖質はエネルギー源として、非常に役立っていることは、たしかです。それは、私たちが日常的に経験していることでもあります。

私は、炭水化物（糖質）制限ダイエットをお薦めしています

また糖質を摂取しなくても、一部のアミノ酸や乳酸、グリセオール（脂肪が分解してできる）などから、グルコースを作ることができます。

　そのことにより、炭水化物（糖質）を摂取しなくて
も、私たちは血糖を正常に維持することができます。

　だからといって、私は炭水化物（糖質）を完全に摂ら
ないということをお薦めしているわけではありません。

　そのようにしてエネルギーをつくるというシステムの
変更に、私たちの身体は、当初戸惑うことがあるかもし
れないからです。高齢者であれば、なおさらです。

グルコースを摂取しなくても
脳の働きに支障はない

　糖質を減らすように説明したとき、最も多い反論は
「糖がなければ脳が働かなくなるのではないか」という
ものです。

　確かに、脳のエネルギー源はグルコースが主であり、
脂肪酸は血液脳関門（神経細胞への物質供給を制限して
いる仕組み）を通れないので、脳のエネルギー源にはな
れません。

　しかし、例えば山で遭難して10日間以上飢餓状態に
なっても、何らかの目的（修行や難病治療など）で長期
間絶食しても、思考力や記憶力には全く障害はないはず
です。

その理由は、糖質や食事を全く摂取できなくても、体に蓄えた脂肪やたんぱく質から肝臓でグルコースを生成できるからです。

グルコースが枯渇すると
代わってケトン体がエネルギー源になる

　グルコースが枯渇した状況で脂肪酸が燃焼すると、ケトン体（アセト酢酸と β-ヒドロキシ酪酸）という物質ができ、このケトン体は脳のエネルギー源になります。

　ケトン体は細胞膜や血液脳関門を通過し、多くの臓器に運ばれ、グルコースに代わるエネルギー源として利用されます。

　脳にとって、グルコースが枯渇したときの唯一のエネルギー源が、ケトン体なのです。それは、グルコースを摂取しなくても、ケトン体により脳の働きは正常に維持されるということです。

大切な点なので繰り返しますが、私は「炭水化物（糖質）制限ダイエット」 をお薦めしています

　繰り返しますが、炭水化物（糖質）を「摂りすぎる」

と確実に老化が進みます。それは、炭水化物（糖質）の摂取を、「ある程度制限する」と、老化の進行を、「かなり抑える」ことができるということです。

　だから、私は「炭水化物（糖質）制限ダイエット」と名付けて、これをお薦めしているのです。

　炭水化物（糖質）を完全に摂取しないとなると、エネルギーをつくるシステムを変更することになります。

　何十年ものエネルギー生産システムを変更するわけですから、そう簡単にはいかないかもしれません。高齢者になってからのエネルギー生産システムを変更は、とくに慎重でなければならないのではないでしょうか。

　栄養がエネルギーになる順番は、タンパク質・脂質（細胞膜構成）、最後にやっと炭水化物です。

炭水化物（糖質）ゼロは、がん治療、がん予防のスペシャリストの治療方針

　銀座東京クリニックの福田一典院長は、がん細胞の餌はグルコースであるということから、炭水化物（糖質）ゼロを治療方針にしておられます。このことだけを聞くと、「そんなことは、ありえない」と思われるかもしれませんが、「ありえなく」はありません。

まず福田一典院長のご経歴ですが、熊本大学医学部を
ご卒業されたあと、熊本大学医学部第一外科、鹿児島県
出水市立病院外科、久留米大学医学部第一病理学教室助
手を経て、Vermont大学医学部生化学教室に留学されま
した（分子生物学的研究）。

　その後、株式会社ツムラ中央研究所部長、国立がんセ
ンター研究所がん予防研究部第一次予防研究室室長もさ
れ、がん治療、がん予防のスペシャリストです。

　炭水化物（糖質）摂取ゼロは、そんな福田一典院長の
究極の治療です。

　福田院長は、漢方によるがん治療で一時代を築かれた
（『からだにやさしい漢方がん治療』など）あと、飲食物
に目を移されました。

　『油を変えればがんは消える！』（日本橋出版）、『新装
版 福田式 がんを遠ざけるケトン食レシピ』（河出書房
新社）、『がんの名医が実践! ケトン体食事法で健康にな
る』（祥伝社黄金文庫）、『ミトコンドリア革命　ミトコ
ンドリアを増やせば体はみるみる若返える』（アメージ
ング出版）、『福田式がんに勝つ最強スープレシピ』（河
出書房新社）など、多くの著作があります。

ファイトケミカル

ファイトケミカルは、
免疫の増強・調整に非常にすぐれている

　ファイトケミカル（phytochemical）とは、有害なものから体を守るために植物自らがつくりだした成分のことです。そのファイトケミカルを、私たちも利用できることがわかりました。

　ファイトケミカルのなかには、理屈は分からないが体にいいと、昔から分かっていた食材がいっぱいあります。

　ヒトは呼吸により酸素を取り込みますが、取り込まれた酸素の一部は、活性酸素やフリーラジカルなどになります。そのフリーラジカルが生活習慣病の原因となることはよく知られているのですが、老化の原因にもなっています。

　ファイトケミカルは、老化の原因にもなっているフリーラジカルによる酸化を、防止するはたらきがあります。

ファイトケミカルの凄まじいほどの
抗酸化力、免疫力、解毒作用

　ファイトケミカルには、抗酸化力、免疫力、解毒作用などがあるのですが、これらはそう簡単には取り出せません。植物の細胞は、セルロース（繊維質）でできた細胞壁に囲まれているので、包丁で刻んだり、ミキサーで粉砕したりしたくらいでは壊れません。

　しかしながら、発酵させてエキスドリンクにしたり、加熱してスープにしたりすると、細胞壁が壊れて、野菜の細胞や細胞膜からファイトケミカルが溶け出してきます。一定時間煮続けると、その8〜9割がスープに溶け出ます。

　ファイトケミカルは安定的な物質なので、加熱しても効力は失われません。そのこともあって、ファイトケミカル・スープが注目を集めることになったようです。

脂溶性ビタミンは、
ぜひファイトケミカル・スープで

　ビタミンには、水溶性のビタミンと脂溶性のビタミンがあります。

　水溶性のビタミンは、熱に弱いので生野菜から摂ったほうがいいと、私は考えます。その考えで次章のビタミンの項目を書きました。

　脂溶性ビタミンは、熱に強いのでファイトケミカル・スープで、ぜひ摂取してください。

　脂溶性ビタミンの代表は、カボチャとニンジンですが、『最強の野菜スープ』のレシピのほとんどに、カボチャとニンジンが入っています。このことを、よく分かってお書きになられたのだと思います。

ビタミンについては、よいサプリメントが、たくさん安価で販売されています

　生野菜嫌いのかた、野菜を食べるのは面倒だと思われる方は、サプリメントをどうぞ。

　サプリメントで摂るとなると、何のための3章かということにもなるのですが、生野菜嫌いのままで過ごされるのと、サプリメントを摂取されるのとでは、雲泥の差があります。

　最近は、よいサプリメントがたくさん販売されています。しかもビタミンのサプリメントのほとんどは安価です。

「野菜の抗酸化力は、
加熱してスープで摂取するに限る」

　ファイトケミカル・スープを取りあげた書籍は、発売直後にベストセラーになり、いまも売れ続けています。

　『最強の野菜スープ』（前田浩・著）が刊行される前は、野菜は「熱を加えるとビタミン類が破壊される」ので、生で食べたほうがいいと、生野菜サラダが推奨されていました。

　それが、『最強の野菜スープ』が刊行されるやいなや、野菜の抗酸化力は、加熱してスープで摂取するに限る、という意見が、大勢を占める感じになりました。

　これは、熊本大学医学部微生物学第5代前田浩教授（後に熊本大学名誉教授）の研究によるものです。

　次の図は、生野菜のしぼり汁と、ゆで汁に含まれる抗酸化力を比較したものです。

　前田浩名誉教授は、日本がん予防学会会長、日本細菌学会会長、日本DDS学会会長、国際NO学会会長などを歴任され、ノーベル賞の候補にもなられました。

　非常に残念なことに、2021年に逝去されました。

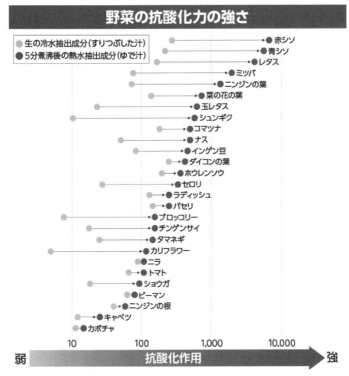

※野菜の生の冷水抽出成分と、5分煮沸した後の熱水抽出成分で、脂質ラジカルに対する
　抗酸化力を調べた。
※数値が高いほど抗酸化力が強い。ほとんどの野菜は煮沸後にスープの抗酸化力の値が
　上昇する。

第 4 章

ビタミン、ミネラル、酵素

ビタミン

効果的なビタミンの摂りかた

　水溶性のビタミンは、熱に弱いので生野菜から摂ったほうがいいでしょう。生野菜を摂るならば、1日に両手にいっぱいが目安なります。生野菜嫌いのかた、野菜を食べるのは面倒だと思われる方は、サプリメントをどうぞ。よいサプリメントがたくさん販売されています。

　脂溶性ビタミンは、熱に強いので3章でご紹介したファイトケミカル・スープで、ぜひ摂取してください。

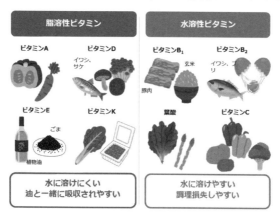

Web管理栄養士コラムより

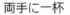

> 1日あたりの野菜の目安量は350g
> ⇒1食あたりの目安量は120g

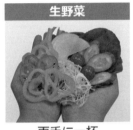

生野菜　　　　　　　　加熱野菜

両手に一杯　　　　　　片手に一杯

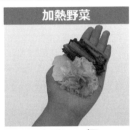

Web管理栄養士コラムより

ビタミンAの粘膜を守るはたらきが、
がんの予防になる

　ビタミンAは、おもに動物性食品に含まれている脂溶性（脂に溶ける）のビタミンです。皮膚の健康、粘膜の健康、目の健康、成長に関わっています。

　緑黄色野菜に含まれるカロテノイドは、動物体内でビタミンAに変換するため、プロビタミンAともよばれています。

　ビタミンAを含む食べ物を食べると、胃で分解され、アブラと一緒に小腸上皮細胞で吸収されます。小腸上

皮細胞で吸収されたビタミンAは、たんぱく質とくっつき、ビタミンAにたんぱく質のふたのようなものができます。

　その状態で、血液にのって肝臓などに運ばれ、貯められます。

　ビタミンAを、たとえ十分に摂っても、くっついて、ふたになってくれるたんぱく質が足りないと、血液にのって肝臓に運ばれません。

　ですから、ビタミンAの摂取に見合ったたんぱく質を摂ることが大切です。

　ビタミンAには、粘膜を守るはたらきがあるので、充分に摂取することは、ポリープの予防、婦人科系のトラブルの予防、胃がんの予防、子宮がんの予防につながります。

現代では不足しやすいビタミンB群

　エネルギー作りに欠かせないビタミンB群には、ビタミンB1、ビタミンB2、ビタミンB6、ビタミンB12、ナイアシン（ビタミンB3）、フォリアミン（葉酸）、パントテン酸（ビタミンB5）、ビオチン（ビタミンH）の8種

類があります。

　ビタミンB群の8種類のビタミンは、いずれも一緒に摂るべきビタミンです。ビタミンB群のひとつだけでは、効果を発揮しにくいからです。

　ビタミンB群は、多くの動物性食品、植物性食品に存在しているので、不足することはないと考えられがちですが、そうではありません。ビタミンB群は、現代では不足しやすい栄養素のひとつです。

　土壌の栄養不足、化学肥料、過剰な精製、過剰な加工、過剰な保存などによって、食べる前から食材に含まれているビタミンB群が減っているからです。

　そのうえ現代人のビタミンB群の消費量が増えています。ストレス、過食、過度のアルコール摂取、高齢化などが、おもな原因です。

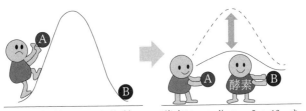

Aという物質をBという物質に変えるのに、このくらいの山を越えなければならないとします。

酵素はこの分のエネルギーを減らしてくれるのです。

「Ｗｅｂ。オーソモレキュラー栄養医学研究所。ビタミンＢ群」より

ビタミンB群はあらゆる酵素の補酵素としてはたらいています。代謝ビタミンであるビタミンB群は、核酸成分とともに摂取してください。

　核酸を豊富に含む食品は、サケの白子、ふぐの白子、ちりめんじゃこ、かつお節、大豆などです。

老化防止効果のあるビタミンE

　脂溶性ビタミンであるビタミンEは、脂質とともに腸管からリンパ管を経由して体内に吸収されます。

　抗酸化作用が非常に強く、生体膜を構成する不飽和脂肪酸や他の脂溶性成分を酸化障害から守るために、細胞膜のリン脂質二重層内にあります。過酸化脂質の生成を抑制し、血管を健康に保つほか、血中のLDLコレステロールの酸化を抑制したり、赤血球の破壊を防いだりする作用もあることが知られています。

　細胞の酸化を防ぐため、老化防止効果もあります。

ミネラル

亜鉛はミネラルの王様

　微量元素があればこそ、ヒトのすべての細胞は、その機能を充分に発揮することができます。それとともに、ミネラルはたんぱく質と結合することによって、はじめて効力を発揮できることも忘れてはなりません。

　そのため、私は「ミネラルタンパク」と捉え、この二つの結合で生命が誕生したという仮説を立てました。

　その「ミネラルタンパク」のなかで、とくに重要なのは「亜鉛タンパク」です。なぜならば、「亜鉛タンパク」は、酵素、ホルモン、免疫づくり、の原料となり、すべての細胞に関与しているからです。だからこそ、亜鉛はミネラルの王様なのです。亜鉛については、次章で詳しく述べます。

身体不調だが、原因がわからないとき

　人体は、酸素、炭素、水素、窒素の 4 元素で全体の96％になります。それ以外の元素を総称してミネラル（無機質）と呼びます。ミネラルは人体の4％を占めるに過ぎないのですが、とても重要です。

　以下の「必須ミネラル」が、不足していないか、摂りすぎていないかを、確かめてください。

　身体が不調だが、原因がわからないときは、特にしっかりチェックすることをお勧めします。

カルシウム、リン、カリウム、硫黄、塩素、ナトリウム、マグネシウム。
鉄、亜鉛、銅、マンガン、クロム、ヨウ素、セレン、モリブデン、コバルト。

摂取不足はもちろん過剰摂取もいけない

　「必須ミネラル」は 16 種類。ビタミンは元素から作られる有機化合物ですが、ミネラルは元素そのもので

す。

　人間の身体に必要とされる16種類のミネラルは、「必
須ミネラル」と呼ばれています。必須ミネラルは、1日
あたりの必要量によって、7種類の多量ミネラルと9種
類の微量ミネラルにわけられています。

　　多量ミネラル…… カルシウム、リン、
　　　カリウム、硫黄、塩素、ナトリウム、
　　　マグネシウム。
　　微量ミネラル…… 鉄、亜鉛、銅、マンガン、
　　　クロム、ヨウ素、セレン、モリブデン、コバルト。

　ミネラルの欠乏症として知られる代表的なものは、
鉄、銅の欠乏による貧血、カルシウムの欠乏による「く
る病」（幼児）や骨軟化症、ヨウ素の欠乏による甲状腺
腫やクレチン病などです。
　ミネラルは、摂取量が不足している時のみならず、過
剰摂取によってもさまざまな過剰症や中毒を起こすもの
があります。
　ミネラルは、不足しても過剰になってもいけないので
す。

酵素はミトコンドリアに
とっても大切

体内酵素には、消化酵素と代謝酵素がある

　ヒトの体内には、1万3千種以上の酵素が存在しています。ヒトの体内にある酵素は「体内酵素」、ヒトの身体以外に存在する酵素を「体外酵素」と呼んでいます。
　体内酵素は、大きく次の2つに分けられます。

　消化酵素……炭水化物、たんぱく質、脂肪を、腸壁から吸収できるように小さな分子にします。唾液に含まれるアミラーゼ、胃が分泌するペプシン、膵臓から出るリパーゼなどがよく知られています。
　代謝酵素……腸壁で吸収された栄養分子をエネルギーに変え、細胞の再生や修復、遺伝子の修理、有害物の解毒など、生命活動のさまざまな作用に関与しています。

　消化酵素と代謝酵素には密接な関係があります。また

酵素量（生産量）は、加齢と共に減少していきます。

　消化酵素を使い過ぎると、代謝酵素が不足気味になります。代謝酵素が不足すると、病気になったり老化が進んだりします。

　消化酵素を節約するためには、消化しなければならないものの摂取を控えることです。その意味で「腹8分目」は至言ですが、私はもう少しきつめに「腹7分目」の指導を行っています。

　さらに、糖尿病患者さんには、好きなものの「4割カット」を指導しています。

　ナマの果物や野菜には、生きた酵素が豊富に含まれているので、すりおろして食べることも指導しています。野菜や果物に含まれている酵素は、すりおろすことにより何倍も活性化されます。

ミトコンドリアは、代謝酵素の助けを得て　エネルギーをつくる

　ヒトのからだを作っているおもな栄養素は、最大20種類のアミノ酸からできているたんぱく質です。そのたんぱく質に脂質が加わり、細胞膜やホルモンが作られます。

さらに、ミネラルの一種のカルシウムが加わり、骨や歯が作られます。しかし、それだけだったら、動くことができません。そのような材料が揃ったうえに、ミトコンドリアがエネルギーをつくってはじめて動くこと、生きることができるのです。

　ミトコンドリアは、全身の細胞のなかあって、24時間休みなく、エネルギー ATPをつくっています。そのミトコンドリアが、エネルギーをつくるにあたって、最も必要としているのは代謝酵素です。

　ビタミン、ミネラルが、ヒトの健康にとって重要であることは、いまや常識です。そのビタミン、ミネラルは、じつは補酵素なのです。補酵素は、酵素の働きを助けるためのものです。

　ですから、補酵素ビタミン、ミネラルが、たとえ万全であったとしても、酵素が不足していたり、質が悪がったりしたならば、ビタミン、ミネラルは役割を果たすことができません。

酵素は温冷に交互におくだけで消耗され、そのとき強い排毒作用を発揮する

　8章で岩盤温浴について述べますが、「酵素は、体を

温冷に交互に置くだけで消耗され、そのとき強い排毒作
用を発揮」します。大切な酵素が、体を温冷に交互に置
くだけで消耗されるのですから、無闇に体を温冷に交互
に置かないようにしなければなりません。

　温かい部屋から、寒いトイレや脱衣場に行くことによ
り、体調を崩している人は、意外に多いのです。

　酵素は体を温冷に交互におくだけで消耗されるのです
が、そのことにより強い排毒作用を発揮してくれます。
これは、もちろんよい効果です。

　体を温冷に交互に置くときは、体力消耗に注意をし
て、強い排毒作用を得てください。

ミトコンドリアが不調になると、
ヒトはたちまち元気を失い、肥りはじめます

　ミトコンドリアが、もっとも大量に脂肪を代謝するの
は、運動時の筋肉です。

　運動をはじめると交感神経が優位になり、ノルアドレ
ナリンが分泌されます。すると脂肪細胞で代謝酵素のス
イッチが入り、体脂肪（中性脂肪）を「脂肪酸」と「グ
リセロール」に分解します。

　ミトコンドリアで一番多く代謝されるのは、ブドウ糖

83

と脂肪酸です。グリセロールは肝臓で代謝されます。

　血液の流れに乗って筋肉の細胞に入った脂肪酸は、代謝酵素によってさらに分解され、ミトコンドリア内部に入っていきます。このとき脂肪酸を、燃焼の場であるミトコンドリア内部に運搬するのは、ビタミン様物質のカルニチンです。

　ミトコンドリア内部に到達した脂肪酸は、さらに代謝酵素の力を借りて、「クエン酸回路」をまわします。

　ミトコンドリアがエネルギーをつくれなくなると、ヒトはたちまち元気を失ってしまい、活力もなくなってしまいます。そのうえカロリーを消費できないわけですから、余ったカロリーはどんどん脂肪として蓄積され、肥満となります。

酵素を無駄に使わないためにも、必要以上に食べてはいけない

　ヒトの体内でつくられる酵素の量は、加齢とともに減少します。それに、一生のうちに合成できる酵素の量は、遺伝子によって規定されていて、決まっているという説もあります。

　加齢とともに落ちるのは、酵素の生産能力だけではありません。酵素の質も落ちます。酵素の生産量が減り、質が落ちると、ミトコンドリアが使える酵素の量が減り、ミトコンドリアの質も悪くなります。ミネラルタンパクもたくさん消耗され、ミネラルが欠乏してしまいます。

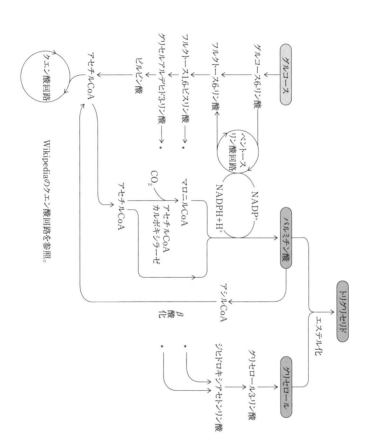

Wikipediaのクエン酸回路を参照。

食事で酵素を含む栄養素を正しくとる

　人のからだの中では、つねにさまざまな化学反応が起きています。その化学反応をスムーズにしてくれているのが酵素です。じつは、酵素のなかには、亜鉛をはじめとしたミネラルが含まれています。

　生物が進化する過程において、たんぱく質のみで触媒できる反応には限界がありました。そこで非たんぱく質性の補因子を含む酵素を、進化の過程で獲得したものが生き残ってきました。

　その非タンパク性のものが、ミネラルそのものであったり、ビタミンなどが含まれたりしていたのでした。

　ホロ酵素は、アポ酵素と補因子からなる酵素の触媒的に活性な酵素です。不活性のアポ酵素に、補因子が結合することによって活性型になったのが、ホロ酵素であるともいえます。

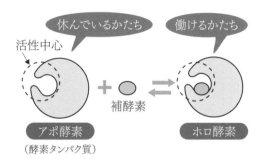

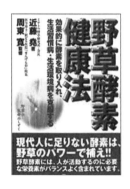

野草酵素健康法─効果的に酵
素を取り入れ、生活習慣病・
生活環境病を克服する

ブームに先駆けて２００２年に上梓しました。

第 **5** 章

亜鉛による
生命維持

亜鉛による生命維持
糖化、塩化、油化、酒化など
の漬物現象物をつくる

2001年の論文に掲載した5つの表

　私は、2001年に「生命維持元素と健康」と題する論文を書き、『埼玉県医師会誌611号』に掲載されました。

　そのなかの5つの表を転載します。

（表1）
※生体中の金属量ベスト3

1．鉄	4.5g
2．亜鉛	14 〜 23g
3．銅	0.1 〜 0.15g

（表2）
※微量元素のヒト1日必要量

鉄（Fe）	10 〜 18mg	コバルト（Co）	0.02 〜 0.16mg
亜鉛（Zn）	10 〜 15mg	セレン（Se）	0.03 〜 0.16mg
銅（Cu）	1.0 〜 2.8mg	マンガン（Mn）	0.7 〜 2.5mg
クロム（Cr）	0.29mg	モリブデン（Mo）	0.1mg
ヨウ素（I）	0.1 〜 0.14mg	すず（Sn）	不明

（表3）

世界各国の微量元素所要量（30歳男性、mg/日）
日本の国民栄養所得に入っているのは。鉄のみである。「貧血であれ
ば鉄」という誤った認識を生むもとになっている。

国	鉄	ヨード	亜鉛	銅	セレン	マンガン	クロム	モリブデン	フッ素	コバルト
U.S.A	10	0.15	15	2〜3	0.05〜0.2	2.5〜5.0	0.05〜0.2	0.15〜0.5	1.5〜40	0.1〜02

168 医薬ジャーナル Vol33. No、iai997/ix 3046

（表４）

鉄欠乏性貧血と亜鉛欠乏性貧血の微量元素動態。亜鉛欠乏性貧血で
は、不飽和鉄結合能が高くならないのが特徴である。また全体的な
低栄養状態を反映して、ソマトメジンCも低い。

		鉄欠乏性貧血	亜鉛欠乏性貧血	有意差
血清鉄	（μ g/dℓ）	24 ± 15	32 ± 11	
フェリチン	（ng/dℓ）	15 ± 4	26 ± 3	$p < 0.05$
不飽和訣結合能	（μ g/dℓ）	395 ± 34	150 ± 24	$p < 0.01$
銅	（μ g/dℓ）	94 ± 10	91 ± 16	
セルロプラスミン	（μ g/dℓ）	28 ± 12	29 ± 8	
亜鉛	（μ g/dℓ）	87 ± 12	84 ± 18	
ソマトメジンC	（ng/dℓ）	310 ± 40	180 ± 30	$p < 0.05$

（糸川嘉賑 1993）

（表5）
主な食品中の亜鉛含有量（可食部100g中）

	食　品　名	亜鉛量 (mg)		食　品　名	亜鉛量 (mg)
穀　物	食パン	1.1	卵肉類	鶏卵（全卵）	2.2
	そば（ゆで）	1.1		鶏卵（卵黄）	6.0
	精白米（めし）	1.2		鶏卵（卵白）	－
	もち	1.1		牛肉	1.3
いも類	こんにゃく	0.3		豚肉	2.0
	さつまいも	0.3		とり肉	1.7
	さといも	1.8		プレスハム	2.8
	じゃがいも	0.7		ウインナーソーセージ	6.8
油脂類	植物油	0.1	野菜類	にんじん（生）	0.4
	豚脂	0.6		ほうれん草（ゆで）	0.7
	バター	1.3		ピーマン（生）	0.4
	プロセスチーズ	6.4		キャベツ（生）	0.3
	牛乳	0.1	果実類	いちご	0.3
	マヨネーズ	1.8		すいか	0.3
豆類	豆腐	0.8		なし	0.2
	納豆	3.0		リンゴ（ふじ）	0.2
	みそ（白）	1.8		バナナ	0.2
	みそ（赤）	11.2		みかん	0.3
	大豆（煮）	1.8	海藻類	味付のり（干）	2.0
魚介類	あじ	7.6		こんぶ（干）	1.6
	いわし	1.6		とろろこんぶ	1.2
	煮干し	21.1		わかめ（干）	6.1
	さんま	1.3	きのこ	えのきだけ	0.8
	かき	73.0		しいたけ（生）	0.9
	あさり	2.8		しいたけ（干）	9.0
	干えび	6.2	種実類	アーモンド（いり）	10.7
	しらす干し	2.6		栗（ゆで）	5.6
飲み物	ココア（粉）	21.7		落花生（いり）	3.7
	インスタント コーヒー	0.5			
	抹茶	133.5			
	煎茶浸出液	6.4			

5g/200ml　1分間

　表5では、抹茶が1位になっていますが、1日に抹茶を100g飲む人などいません。ケーキなどに使われることもありますが、それでも抹茶100g入れのケーキを食べる人もいないでしょう。

　牡蠣については2位になっていますが、牡蠣はタンパクも多く、即有効です。

亜鉛をもっとも必要とする臓器

　①前立腺　②骨　③筋（亜鉛とクロムで脂肪代謝をさかんにする。エネルギー産出を行う）④腎（機能を維持するために）⑤心臓

褥瘡の真の原因
慢性的圧迫による血行障害は「きっかけ」

　高齢者が寝たきりになることによって、褥瘡などができるのは、亜鉛欠乏が原因かもしれません。

　褥瘡は、体重で圧迫されている場所の血流が悪くなったり滞ったりすることによって、皮膚の一部が赤い色味をおびたり、ただれたり、傷ができたりする症状です。「床ずれ」ともいわれます。

　慢性的圧迫による血行障害は「きっかけ」であり、お

もな原因は亜鉛欠乏ではないでしょうか。

　褥瘡で苦しんでいる患者さんに内服で亜鉛を補充すると、創 傷 治癒機能が正常に働くようになり、傷の治りが早くなり、褥瘡が自然に改善していくことがよくあります。

　外用の亜鉛化軟膏を使用することもあります。亜鉛は、蛋白合成、DNA、RNAの合成、細胞増殖、アミノ酸の代謝に必要であり、抗菌作用もあるので、それらが総合力を発揮して褥瘡を改善しているのでしょう。

褥瘡の特効治療、亜鉛補充療法

　東御市立みまき温泉診療所（長野県）顧問の倉澤隆平医師は、長年にわたり数多くの褥瘡患者さんを、亜鉛補充により、短期間で治してこられました。

　たとえば、約6年間にわたり、病院と施設を行ったり来たりしていた 79 歳の患者さんは、褥瘡（難治性褥瘡）がなかなか治らない患者さんでした。

　その難治性褥瘡患者さんを、倉澤隆平医師は、約 50 日でほぼ完全に治癒させてしまったそうです。そのとき、倉澤隆平医師が行ったことは、もちろん亜鉛補充療

法でした。

　このときの難治性褥瘡の患者さんには、局所療法も行ったそうですが、それはイソジンシュガー（一般名ポビドンヨード配合軟膏）のみだったそうです。

　亜鉛補充と軟膏の治療を開始した約1週後には、潰瘍面がやや乾いた感じになり、潰瘍も縮小し始めたそうです。2週後には、滲出液がほとんどなくなったそうです。それにともなって、潰瘍はぐっと縮小しました。

　さらに2週間経過すると、滲出液がほとんどなくなりました。そこで、イソジンシュガーをデュオアクティブ（ハイドロゲル創傷被覆・保護材）に変更したそうです。ほとんど完治したわけですね。

　倉澤隆平医師は、次のように語っています。

　「亜鉛補充による全身療法と適度な局所療法で、ほとんどの褥瘡は治癒します。皮膚の脆弱状態は、亜鉛欠乏による酵素の機能不全から代謝異常が起こり、治癒が遷延するものです。皮膚の状態を回復すれば、多少の圧迫で局所の血行障害が生じても、褥瘡は発症しない」

　亜鉛は、褥瘡にたいしては、肉芽の発生と生育を促進させるばかりか、直接的な殺菌作用があるので、昔から亜鉛化軟膏として利用されてきました。

目立った異常がないのに痛い、痒いは皮膚掻痒症

皮膚に発疹など目立った異常が見られないのに、痒みが起こることがあります。それが皮膚掻痒症です。

皮膚掻痒症の原因は、皮膚の乾燥や老化といわれていますが、じつは亜鉛欠乏によるものが多いようです。

亜鉛が不足して皮膚で維持できなくなると、異常に乾燥したりバリア機能が低下したりします。そのことにより、発疹などの目立った異常が見られないにも関わらず、痒みが生じるようです。

対処療法としては、保湿剤やステロイド薬が有効ですが、根治させるには亜鉛を補充することです。

そのための内服薬もあります。外用薬は、古くから亜鉛化軟膏が使用されていました。

亜鉛の吸収効率を高める

亜鉛を口から摂取したときの吸収率は、約30%と言われています。しかし、亜鉛の摂取量が増加すると、吸収率が低下するため、消化管における亜鉛の吸収効率を高

める必要があります。

　亜鉛の摂取が思わしくない方は、受診して医師にご相談ください。お薬としては、トランスポーター ZIP4 などがあります。

　「口の中がガサガサする」「なにも食べていないのに苦い」「飲み込みにくい」などの症状のある方は、口腔咽頭内症状かもしれません（口腔咽頭内症状は、病名ではありません）。

　亜鉛が欠乏すると、知覚神経の感覚を脳に伝える神経が正常に働かなくなります。その結果、知覚神経が誤作動を起こして、口の中や咽頭に違和感を覚え、「口の中がガサガサする」のです。

　亜鉛を補充すると、知覚神経が正常に働き、口腔や咽頭の違和感はなくなります。ご高齢の患者さんに多いのですが、亜鉛を補充することにより、数週間から 1 ヵ月ほどで改善します。

　亜鉛不足であった患者さんに亜鉛を補充すると、発声がよくなるということもあるようです。

　歌う声に艶が出てきます。カラオケが上手になります。

食欲不振を亜鉛補充で乗り切る

　高齢になると食欲は落ちると一般には思われていますが、亜鉛欠乏によるものかもしれません。

　亜鉛は摂食中枢の刺激にも関わっていて、亜鉛が不足すると、摂食中枢への刺激が減り、食べたいという意欲が湧かなくなります。

　だったら胃瘻（おなかにつける小さなお口）を造設しようということになります。

　このとき、亜鉛の補充も、選択肢のなかに入れるべきでしょう。

亜鉛不足による味覚障害が年々増えている

　味覚障害の患者さんが年々増えています。1990年に14万人だったのですが、2003年には24万人に膨れあがり、その後は落ち着いて、2019年には27万人になっています。

　この数字は「味覚障害」を疑って病院を訪れた人の数です。

　高齢者になれば、味がわからなくなるのは当たり前とあきらめている人、こんなことくらいで病院に行くのはヘンだと、受診しない人を含めると、その数はおそらく何倍にものぼるでしょう。

味覚障害の4つの原因

　味覚は舌で感じます。舌にある味蕾の中の味細胞から、味覚神経を通して、脳にある味覚中枢に情報が送られるからです。

　味細胞は、短い周期で新しく生まれ変わりますが、亜鉛が不足すると、味細胞が新たに生まれなくなり、味覚障害が起きることになります。

　「ご飯が苦い」「水が酸っぱい」あるいは「味がわからない」などと感じるようなことがあれば、味覚障害を疑ってみてください。

　「味覚障害」の原因は、おおよそ次の4つです。

・心因性のもの
・全身の病気によるもの
・口腔内の病気や服用している薬の副作用

・亜鉛不足

　このなかで、一番多いのは「亜鉛不足」です。
　亜鉛は、日本人に不足しがちな栄養素です。成人の半分以上が「亜鉛不足」だというデータもあるようです。

病気を治すための薬剤で味覚障害?

　薬剤は、もちろん病気を治すためのものですが、長期に服用していると、味覚障害を合併するものがあります。亜鉛の吸収を抑制する亜鉛キレート作用のある薬や唾液分泌をおさえる薬が、味覚障害を惹起させやすいようです。
　薬剤性味覚障害の原因となる薬剤には、次のようなものがあります。

　利尿剤……………ラシックスなど
　降圧剤…………… ノルバスク、ブロプレス、タナトリルなど
　鎮痛剤…………… ボルタレン、セレコックス、ハイペンなど

抗菌薬……………… ミノマイシン、クラリス、ジスロ
　　マックなど
糖尿病治療薬…… メトグルコ、アクトス、スターシ
　　スなど
高脂血症治療薬…リピトール、リバロなど
抗がん剤………… ティーエスワン、ユーエフティ、
　　ゼローダなど
抗リウマチ薬…… リウマトレックス、レミケード、
　　エンブレル、アラバなど

「Web. みどり病院」より

亜鉛は、骨粗鬆症に大きな改善効果がある

破骨細胞により骨吸収が進みすぎたり、骨芽細胞による骨形成が低下したりすると、骨粗鬆症になってしまいます。

骨粗鬆症になり、寝たきりになりますと、その患者さんの体内の亜鉛量はさらに減少し、骨密度がさらに低下します。

寝たきりの骨粗鬆症の患者さんに亜鉛を補給するということは、まさに干天の慈雨です。乾いてしまった大地

に、久しぶりに雨が降ったときのように、患者さんの身体はどんどん亜鉛を吸収して、骨粗鬆症が改善されます。

　また閉経早期の女性は、とくに骨粗鬆症の発症に注意する必要があります。尿中への亜鉛排泄が増加することが多いからです。

骨形成作用に亜鉛は大きな好影響を与える

　亜鉛とALPと骨の成長には、深い関係があります。骨粗鬆症の患者はALPアイソザイム（アルカリホスファターゼアイソザイム）の値が高くなります。すなわち血中ALPのみの上昇は、骨粗鬆症になってきていることを示唆する指標になるということです。

　骨粗鬆症の臨床薬として用いられているエストロゲン（女性ホルモン）と活性型ビタミンD3は、亜鉛およびたんぱく質（アミノ酸）を併用することで、相乗的に高められます。

　現在、骨粗鬆症の治療には、多くの薬剤が使用されています。しかしながら、骨形成を強力に押し進めるものはありません。そのことから、亜鉛の骨形成作用の強さ

がわかります。

　亜鉛欠乏症であるならば、亜鉛の補充とタンパクの補充を忘れないでください。

　骨格筋は、身体内部に亜鉛が存在する主要なところです。おそらく亜鉛代謝を介して骨代謝を行っているに違いありません。「筋・骨」関連の言葉は、その意味でも重要であったのです。

　関節リウマチ（RA）の患者さんは、骨粗鬆症とともに亜鉛欠乏症、サルコペニア（筋肉減少症）のような症状を合併することが多いようです。

慢性肝疾患が亜鉛欠乏になりやすい理由

　慢性肝疾患の患者さんが、亜鉛欠乏症になりやすいのは、腸での亜鉛の吸収が障害されるからです。それに、尿への亜鉛の排泄が増加されやすいからです。

　血液中の亜鉛の量は、プレアルブミン、アルブミン、トランスフェリンなどのそれぞれの濃度と相関性があります。

　肝硬変になると、肝臓での蛋白合成能力が低下します。そのことにより、血清プレアルブミン、アルブミ

ン、トランスフェリンの量も低下し、亜鉛結合蛋白量が減少してしまいます。と同時に、アミノ酸結合亜鉛が増加します。

そのアミノ酸結合亜鉛が、尿中に排泄されることより、尿中亜鉛の排泄が増加すると考えられます。

利尿剤が亜鉛の尿中排泄を増加させる

肝硬変の患者さんは、門脈圧亢進症がおこりやすくなります。門脈圧亢進症は、肝臓に流入する血管のひとつである門脈内の圧力が異常に上昇し、門脈を介して心臓へとうまく血液を送ることができなくなった症状です。

体内の生体物質や薬物などが、胆汁とともに胆管を経て十二指腸管内に一旦分泌されたのち、腸管から再度吸収され、門脈を経て、肝臓に戻る循環（いわゆる肝―腸管循環動態）が異常になり、小腸粘膜が萎縮します。

そのことにより、亜鉛をはじめさまざまな栄養素の吸収がわるくなります。

さらに、肝硬変の患者さんにおける利尿剤の使用は、亜鉛の尿中排泄を増加させます。

そのことにより、亜鉛欠乏の状態がさらにひどいもの

になります。

利尿剤により、亜鉛欠乏がさらにひどくなる

腎臓病や肝硬変は、尿中タンパクが増加します。このときに亜鉛結合タンパクアも一緒に排泄されてしまいます。

利尿剤には、腎近位尿細管からの亜鉛の再吸収を抑制する作用があります。

本来ならば、亜鉛を再吸収するはずのものが、利尿剤の作用によって、再吸収されることなく、亜鉛が尿に含まれたまま排泄されてしまいます。

そうなると、亜鉛欠乏がさらにひどいものになります。

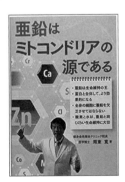

亜鉛はミトコンドリアの源である

第 6 章

「漬物現象」である
糖化・塩化・油化・酒化を、
食習慣と運動で
代謝させ「健康長寿」

「漬物現象」である糖化・塩化・油化・酒化の特効薬

よい食習慣と適度な運動の習慣こそが
糖化・塩化・油化・酒化の特効薬

　細胞が糖化するなどということは、人類はこれまで心配する必要はありませんでした。身体の細胞が糖化するほど、米や小麦、砂糖や果糖を食べることなど、できなかったからです。

　飢餓に代わって飽食・食べ過ぎが、人類にとっての大問題になってきたいま、糖の害に気をつけることは、とても大切です。

　糖を過剰摂取することにより、糖とたんぱく質が結びついた老化促進物質AGEができてしまいます。AGEこそが、老化促進物質です。

　糖の過剰摂取
　→老化促進物質AGE
　→ヒトの寿命が短くなる

　塩、油、酒も、過剰摂取により、細胞内の水分はゆっくり抜けていって、ミイラ化します。

　そのゆっくりと水分が抜けていく現象を、私は「スローミイラ現象」と呼んでいます。

　糖の摂取過剰……糖化……細胞の佃煮化

　塩の摂取過剰……塩化……塩漬化

　油の摂取過剰……油化……天ぷら化

　酒の摂取過剰……酒化……粕漬化、奈良漬化

　「ミイラ現象」には、急性（早期）と慢性（進行性）とがあり、急性「ミイラ現象」は、薬を飲むことによって早々に修復されます。

　慢性の「ミイラ現象」は、処方薬をのんでも1、2週間後で改善するということはありません。

　生活習慣、食習慣と適度な運動の習慣を実践することにより、改善されます。

　慢性（＝進行性）の「ミイラ現象」の特効薬は、生活習慣（食習慣と適度な運動の習慣）の改善なのです。

糖化・AGEが、大きな話題になっている

　私か筋肉に注目するようになったのは、糖、塩、油（脂肪）、酒を過剰摂取すると、細胞内の水分がゆっくりと抜けていくということを発見し、その対策を考え始めたときです。

　糖、塩、油、酒の過剰摂取による細胞の悪化を、私は「佃煮化」「塩漬け化」「天ぷら化」「粕漬け化」と名づけ、警鐘を打ち鳴らしました。

　そのことにより、糖尿病の患者さんずいぶん助かったようです。

　ちょうどその頃、身体が糖化することの害や糖化によるとされている物質AGEが、医学界で話題になりはじめました。もう20年近くも前のことです。

　NHKの「ためしてガッテン」で、分かりやすくそれらのことが報道されました。

　それを見た方から私に「先生が常日頃おっしゃっていることと、よく似ているのだけれど、あれは本当なのか」という趣旨の質問が相次ぎました。

　私が日ごろ主張していることを含んではいますが、異なっているところもあるので、まずは「ためしてガッテ

ン」で放映された内容のあらましをご紹介しましょう。

長生きするも早死にするも、糖化しだい

　糖は人間を動かすエネルギーであり、人間は食べたもののなかの糖質をブドウ糖に分解し、エネルギーとして利用することによって生命を維持しています。

　糖が入ってこなければ、体も脳も動かないので、行動することはもちろん、考えることすらできなくなってしまいます。糖はヒトにとって、とても「ありがたい栄養素」なのです。

　その「ありがたい栄養素」の糖も、過剰に摂り過ぎると、逆に生命をおびやかす方向へと動き出します。体に糖を入れ過ぎる生活を続けていると、余った糖が凶暴な姿に変わり、老化や病気をじわじわと進行させるようになります。

　糖をどれくらい、どのように摂るかによって、その人の人生も寿命も大きく変ると言っても過言ではありません。

　「ためしてガッテン」では、以上のような糖に関する一般的な説明があり、いよいよ話題の中心AGEについ

ての説明となります。

　なお人体に役立つ糖には、以下の8種類があります。

単糖類：ブドウ糖（グルコース）、果糖（フルクトース）

2糖類：麦芽糖（マルトース）、ショ糖（スクロース）、
　乳糖（ラクトース）

多糖類：デンプン、グリコーゲン、セルロース

老化促進物質AGEが溜まるのは、糖化がもたらす結果の一つ

　糖化については、単に糖でくるまれるとか、糖分が過剰になるというようなことではなく、糖を過剰摂取することにより、糖とたんぱく質が結びつき、AGEが溜まると説明されていました。

　つまり、ここでいう糖化とは、過剰に摂取された糖とたんぱく質とが結びついて、老化促進物質・AGEが溜まるということです。

　それに対して、私が言っているのは、糖化は、糖によって細胞がコーティングされたような状態、すなわち漬け物、ないしは佃煮のようになった状態（「漬物現象」「佃煮現象」）であるということです。

　また老化促進物質AGEが溜まるのは、糖化がもたら

す結果の一つであるということです。

細胞が糖化すると、老化促進物質・AGE 溜まることも含めて、全身が朽ち衰えていく

　細胞が糖化すると、体を構成する組織や血管がもろくなってしまいます。それは体が内側から蝕まれるということです。

　老化促進物質・AGEが溜まるというのは、そのようなことになってしまった原因のひとつだということです。

　老化促進物質・AGEが溜まることも含めて、全身がじわじわと朽ち衰えていく。そのことを、私は指摘していました。

Dr．周東の調味料の塩分を知っておこう

　自分で料理しているときに、塩を減らすことはできます。しかし、調味料に入っている塩分までは気づかないでしょう。

　そこで、調味料の塩分量の目安をお知らせします。各調味料は大さじ1杯（15cc）に含まれる塩分

量を表しています。

〈醤油〉

　濃い口……2.7グラム　薄口……2.9グラム

　減塩……1.4グラム　昆布……2.0グラム

〈味噌〉

　甘口……1.1グラム　辛口……2.2グラム

〈ソース〉

　とんかつ（濃厚）……0.3グラム

　ウスター……1.6グラム　中濃……1.1グラム

　オイスター……2.2グラム

〈ドレッシング〉

　和風……1.1グラム　フレンチ……0.5グラム

　マヨネーズ……0.3グラム

　トマトケチャップ……0.6グラム

　豆板醤……3.6グラム　ポン酢……1.4グラム

　バター……0.2グラム

　マーガリン……0.2グラム

　めんつゆ（ストレート）150cc……5グラム

めんつゆ（濃縮）50cc……5グラム

カレールウ20グラム……2.1グラム

コンソメ1個5.3グラム……2.3グラム

だしの素1グラム……0.3グラム

中華の素1グラム……0.4グラム

　病は「さび」から起こると、私はこの本のなかで書きました。

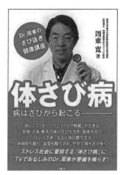

体さび病―Dr.周東のさ
び抜き健康講座

体操によって
糖と油を代謝させる

筋肉による代謝を高めるゴキブリシリーズ

　仰向けに寝て両手両足をバタバタさせる「ゴキブリ体操」。その進化系として、私は「ゴキブリサンバ」を考案しました。

　「ゴキブリ体操」と「ゴキブリサンバ」は、ともにインナーマッスルを鍛える運動で、「ゴキブリサンバ」のほうが、より腹と腰を多く使うようになっています。

　インナーマッスルは、少し前から流行り言葉のようになっていますが、インナーマッスルという名称のマッスル（筋肉）が、特にあるわけではありません。

　体の中心部分に近い筋肉のすべてを、インナーマッスルと総称しているのです。インナーマッスルは、日本語では深層筋と呼ばれています。

　「ゴキブリ体操」や「ゴキブリサンバ」でインナーマッスルを鍛えると、まずは姿勢がよくなります。

　それに、インナーマッスルは、内臓を守り、骨を守ってくれるので、内臓や骨がダメージを受けにくくなりま

す。

　身体の芯から代謝がよくなるので、糖化・塩化・油化・酒化などがあっても、キレイにしてくれます。

「ゴキブリサンバ」は腸間膜の貯蔵油脂を代謝させる

　「ゴキブリ体操」「ゴキブリサンバ」は、腹と腰を使うことによって、腸間膜を揺らします。

　腸間膜は、空腸と回腸（空腸から続く小腸の一部）を腹部の後方から支える腹膜であり、これを揺らすことにより、腸間膜に貯蔵された油脂が減ります。油化があっても徐々に代謝され減っていきます。

　そこで、腸間膜を効率よく揺らすことのできるものはないかと、いろいろと探したのですが、適当なものが見つかりません。

　それでは自分で作ろうと「ゴキブリサンバ」を考案したのです。

「ゴキブリ体操」「ゴキブリサンバ」は、私なりに工夫を重ねた油化防止法

　腸間膜の貯蔵油脂の中には血管が分布しているため、血流を高めることによって貯蔵油脂を代謝できます。

　それまでは「腹筋を鍛えることによって腸間膜の貯蔵油脂を減らそう」としてきたのですが、「ゴキブリサンバ」を行えば、腹筋のみに頼らなくてもよいわけです。

　それに、腹筋を使って腸間膜の血流を高めると、腹圧が加わった状態が続き、かえって腸間膜の血流が低下します。

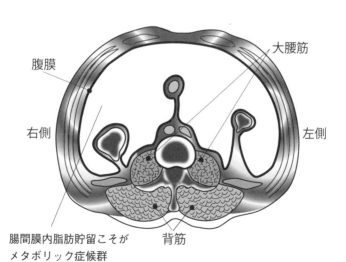

腹膜

大腰筋

右側

左側

腸間膜内脂肪貯留こそが
メタボリック症候群

背筋

　これを防ぐためには、腹筋を使いはするものの、腹筋をずうっと使い続けないで、時々弛める。そうすることで、腸間膜は圧から解放され、その途端に血流がよくなります。

　腸間膜の血流がよくなれば、腸間膜の貯蔵油脂は血管に取り込まれやすくなるうえに、勢いを増した血流に乗って運ばれやすくなり、腸全体の平滑筋の活動性を高めることになるばかりか、身体全体の基礎代謝も高まることになります。

　「ゴキブリ体操」「ゴキブリサンバ」と聞くと、冗談かと思われるかもしれませんが、私なりに工夫を重ねた油化防止法なのです。

「ブルースリー運動」は、腸全体から 身体全体の代謝を高めることになる

　私が開発した「ブルースリー運動」は、アウターマッスルを鍛え、増強する運動です。身体の外側の筋肉を増強することにより、とくに腰椎がしっかり守られることになります。そのため、腰椎のまわりのアウターマッスルを、私は「筋肉コルセット」と呼んでいます。

　骨盤を揺らして歪みを矯正する「骨盤ダイエット」

は、そのことによりダイエット効果があるとされていますが、「骨盤ダイエット」で重要なのは骨盤の矯正よりも、腹腔内の筋肉の活性化です。

　骨盤の歪みを矯正する、ということで行われてきたことの一部が、腹腔内の筋肉の活性化に有効だったのです。

　歪みを矯正しようと骨盤を揺らすことによって、腸間膜の貯蔵油脂をはじめ、腸全体から身体全体の代謝を高めることができます。そのことがダイエット効果をもたらしていたのです。

急に身体を動かしたときに関節が痛むのは「関節のサビのため」

　関節は、動かすことによって機能が高まります。関節に痛みがあるから、できるだけそっとしておく、ということをしていると、関節の機能が衰え、固くなってしまいます。

　関節を急に動かすことも、よくありません。ずっと同じ姿勢をとっていた後は、手足腰をゆっくり動かし、その後で本格的に動いてください。

　ずっと同じ姿勢をとっていた後、急に動くと、人に

よっては、関節痛を引き起こす原因になります。長時間座っていて、急に立ち上がったときに、膝に痛みを感じることがあるのは、関節を痛めているからです。

　長時間ほぼ同じような姿勢でいて、急に身体を大きく動かしたときに、関節が痛むのは「関節のサビのため」だと、私は説明しています。身体にあるさまざまな関節を動かさないでいたならば、時間単位で「関節のサビ」が増えるとも言っています。

内臓脂肪代謝の鍵 アディポネクチン

　メタボリック症候群で、とくに注目されているホルモンは、アディポネクチンです。

　アディポネクチンは、脂肪細胞が分泌する生理活性物質（サイトカイン）で、いわゆる「善玉ホルモン」の一種であり、「長寿ホルモン」とも呼ばれています。

　アディポネクチン値は、ミトコンドリア量を反映していて、私は比例していると考えています。

脂肪が増えても、酸化ストレスがあっても
アディポネクチンの分泌量は低下する

アディポネクチンについては、次のことが分かっています。

肥満になる（脂肪が増える）ほど、アディポネクチンの分泌量は低下する。

皮下脂肪ではなく、内臓脂肪が溜まると、アディポネクチンの分泌量が減る。つまりアディポネクチン値は、内臓脂肪量をあらわしてもいるのです。

血中のアディポネクチン量を一定に保っておくと、動脈硬化の進行を遅らせることができる。

アディポネクチン分泌低下の原因の1つに、活性酸素による酸化ストレスがある。

運動をはじめてウェストがしまったのは
アディポネクチン分泌量が増えた証拠

運動をすることによりアディポネクチンを増やすことができる（アディポネクチンを増やす基本は、運動である）。

アディポネクチンを増やす運動は、激しいものでなく

122

てよい。日常生活にウォーキングを取り入れるだけでも、数ヶ月ほどで効果が出る。

　運動をはじめてウェストのサイズが小さくなると、アディポネクチンの分泌量が増えたと考えて良い。

　大豆を食べると血液中のアディポネクチンレベルが上がる（大豆に含まれるたんぱく質が、脂肪細胞の中にあるアディポネクチンを合成する機能を高める）。

　喫煙は、アディポネクチンの合成機能を弱める。

日常生活にちょっとした運動を取り入れると、アディポネクチンは増える

　アディポネクチッがややこしいのは、脂肪細胞から分泌される脂肪を燃やすホルモンであるという点です。

　アディポネクチンが分泌されるのは、黄色脂肪細胞です。そのアディポネクチンが燃やすのは、白色脂肪細胞です。同じ脂肪細胞ですが、白色脂肪細胞は、悪玉（悪い作用のある）の脂肪細胞なのです。

　黄色脂肪細胞から分泌されるアディポネクチンが、「増え過ぎた悪玉である自色脂肪細胞を減らそう」と、燃やしてくれるということです。

　そのアディポネクチンには、がん細胞をやっつける働

きのあることも分かっています。

　この健康維持に重要なアディポネクチンを増やす基本
は、日常生活にちょっとした運動を取り入れることです。

HbA1cは、6.0％でも満足してはならない」

　私は拙著『糖尿病―発症予防と脱却の処方箋』の表紙
のオビで、「HbA1c6.0％でも満足してはならない」と、
「HbA1c6.0」という線を打ち出しました。
　その後の糖尿病研究会でも「HbA1c6.0」でも満足し
てはならないと、発表しました。
　発表論文:「早期糖尿病の診断とHbA1c値の検討」
　埼玉県医学会雑誌第45巻2010年

　その当時、「HbA1cが6.0％でも満足してはならない」
は、非常に珍しい主張でしたが、平成20年4月からはじ
まった「特定保健指導」では、HbA1cについては、次
のように定められました。

　HbA1c5.2％以上………指導対象
　HbA1c5.6～6.0％………糖尿病予備軍

HbA1c6.1％以上………糖尿病型

HbA1c6.5％以上………神経障害、網膜症、腎症など
　の合併症が起こりやすいほどの重症

　発表論文：「境界型メタボリック症候群を診断する腹
囲BMIの提案」。のちにWCI（腹囲インデクス「指標」
と言い換えました。

　埼玉県医学会雑誌第43巻2008年

　「メタボリック症候群および予備群を診断する腹囲指
数WCIのF;JA検討」

　埼玉県医学会雑誌第45巻2010年

　「シタグリプチン投与前後における75g０ＧＴＴの変化
についての検討」

　埼玉県医学会雑誌第46巻2011年

インスリンの質にも良し悪しがある

　「HbA1c値が、高い状態から正常値に戻ると、低血糖
になるのではないか」ということを、患者さんからよく
聞かれます。

　医師のなかにも、そのように思っている方もいるよう

ですが、HbA1c値が高い状態から正常値に戻っても、低血糖になるというようなことはありません。

　HbA1c値が高い方は、心配しないで一刻も早く正常値に戻してください。

　HbA1c値を正常値に戻すには、インクレチンの1種であるGLP-1を増やす薬が有効です。

　低血糖とは、血液中の血糖値（グルコース濃度）が、正常な活動ができなくなるほど低くなってしまう症状のことです。

　急にいつもより多く運動をしたとき、

　長時間食事を抜いてしまったとき、

　アルコールを飲み過ぎたとき

　などに、低血糖になることが多いようです。

　それらのほかに、糖尿病治療のためにインスリンを増やす薬を服用し過ぎたときや、空腹時にインスリン過多になってしまったときなどにも、一時的に低血糖を発症することがあります。

「糖尿病体質」は私独自の理論

　私は『糖尿病治療革命』で「糖尿病体質」という理論

を発表しました。

　正常者と糖尿病体質をもつ者との違いは、「体サビ」の度合いにあり、糖尿病体質が改善されればHbA1c値は減少します。

　したがって、インスリンを増やす薬を服用し、適度の運動をし、食事に気をつけると、糖尿病体質が改善され、低血糖にはなりません。

　それとともに、糖尿病体質ともいうべき体質になってしまうと、インスリンの質が悪化するのではないかと、私は考えています。

　健康体質になると恒常的な高血糖が改善され、糖尿病が改善されるのですが、そのときにはインスリンの質も改善されているのではないでしょうか。

　身体がつくるインスリンに良し悪しがあると考えた医師や研究者は、寡聞ながらこれまでおられなかったようです。ヒトの身体がつくるインスリンに良し悪しがあるというのは、目下のところ私一人の意見です。さらに「腸管ホルモンインクレチンが、ミトコンドリアを助けて働き、増幅して、良質なインスリンを産出する」との理論も発表してきました。

第 7 章

サーチュイン遺伝子
ミトコンドリア

サーチュイン遺伝子は
抗老化遺伝子

空腹を感じると
サーチュイン遺伝子がオンになる

　南雲吉則医師が、『空腹が人を健康にする』という本をお書きになりベストセラーになりました。この本の内容は本当です。空腹になると、ヒトの寿命の鍵となるサーチュイン遺伝子がオンになります。

　サーチュイン遺伝子は、長寿のヒトにのみに組み込まれている遺伝子ではありません。すべてのヒトが平等に持っている遺伝子です。

　それにもかかわらず、長寿のヒトがいたり短命のヒトがいたりするのは、サーチュイン遺伝子がオンになっているヒトと、オフのヒトがいるからだと言われています。

　サーチュイン遺伝子を持ってはいるもののオフであるヒトは、サーチュイン遺伝子を持っていないのと同じことになるわけですね。

毎日でなくとも効果がある

　サーチュイン遺伝子は、抗老化遺伝子とも呼ばれています。この抗老化遺伝子をオンにするには、空腹を感じるということですが、通常摂取しているカロリーを半分くらいにするだけでよさそうです。

　1日3食食べているヒトは、それぞれ半分くらいにする。1日2食の人は、思い切ってI食にしてみる。そのことにより、サーチュイン遺伝子はオンになります。

　これは、毎日やるということでなくてもいいでしょう。週に2回とか、土曜日だけというようにやるだけでも、効果が出てきます。

赤ワインだけから摂るとなると、1日にボトル100本

　サーチュイン遺伝子は、赤ワインに多く含まれるレスベラトロールによっても活性化されます。しかし、グラス一杯の赤ワインに含まれるレスベラトロールの量は、ごくわずかです。

　ヒトに必要なレスベラトロールの分量を、赤ワインだ

けから摂るとなると、1日にボトル100本くらいの赤ワインを飲まなければならないということになります。

　ですから、赤ワインを飲むことによって、サーチュイン遺伝子を活性化させるということに関しては、現実的ではないということになります。

　レスベラトロールは、サプリメントでも販売されていて、さほど高価ではありません。

┃サーチュイン遺伝子に含まれている
┃ミトコンドリアが活性化し増える

　サーチュイン遺伝子はオンになると、寿命が延びるのですが、それだけではありません。肌がきれいになり髪の毛の艶がよくなったりもします。

　サーチュイン遺伝子には、いくつもの種類があるのですが、そのなかのいくつかには、ミトコンドリアの遺伝子が含まれています。サーチュイン遺伝子がオンになると、サーチュイン遺伝子に含まれているミトコンドリアが活性化し、増え、よい働きをするようになります。

　たくさん食べていると、長寿に関係するサーチュイン遺伝子は、安心して眠ってしまいます。そのとき、サーチュイン遺伝子に含まれているミトコンドリアも一緒に

眠ってしまうに違いありません。

　それが、食べ物が不足して、空腹をおぼえると、その
とたんに目を覚まし、何とか生き延びて子供をつくらな
ければ、子供を育てなければと、奮い立つのではないで
しょうか。

　私は、サーチュイン遺伝子の情報を知って、一日に食
べる炭水化物を、おにぎり一つにしました。

ミトコンドリアとは

46億年ほど前に地球が誕生して5億年ほどは、生命はなかった

　太陽系の惑星の一つとして、地球が誕生したのは、お
よそ46億年前といわれています。そのとき地球がどの
ような状態であったのか、よくわかっていません。

　現在の地球には、学名が与えられているものだけでも
150万種の生物が棲んでいますが、地球が誕生して少な
くても4、5億年のあいだは、生命はまったく存在して

いなかったようです。隕石の衝突が多くて、地球はとても熱かったからです。

　やがて地表が少しずつ冷えてゆき、海が形成されます。このとき酸素はごくわずかあったかもしれませんが、いまのような大気はありませんでした。オゾン層も、もちろんなかったので、紫外線や宇宙線が直接地表に降り注ぎ、地球環境はとても過酷でした。

光合成が酸素をつくった

　やがてシアノバクテリアが誕生しました。シアノバクテリアは、光合成を行い、酸素を発生する原核生物です。

　生物がもつ遺伝情報はDNA（一部のウィルスはRNAを遺伝子としている）に記録されていますが、細菌のように「初期の生物の姿」をとどめている生物は、DNAはそのまま細胞の中に収まっています。それが原核生物です。

　動物、植物、カビなどは、DNAは細胞内で核膜に包まれて、核を形成しています。それが真核生物です。

葉緑体とミトコンドリアのもとは同じ

　真核細胞の葉緑体やミトコンドリアは、原核生物として独立していたものが、酸素毒によって死ぬしかなかった生物と共生することによって、ともに生き延びることができたようです（細胞内共生説）。

　取り込んだ方の生物（細胞）を宿主（細胞）といいます。葉緑体やミトコンドリアの起源となった生物は、植物や動物に取り込まれました。

　光合成を行うシアノバクテリア
　　　　→ 植物に取り込まれて
　　　　→葉緑体

　酸素呼吸のプロテオバクテリア
　　　　→動物に取り込まれて
　　　　→ミトコンドリア

ミトコンドリアを増やす

ミトコンドリアを増やし活性化させる
いちばんの方法は、有酸素運動です

　ミトコンドリアは、すべての細胞の中に存在します
が、とくに健康長寿に大きく関係するのは、筋肉（骨格
筋）の細胞です。

　心臓を動かす筋肉（心筋）、内臓を動かす筋肉（平滑
筋）、体全体や手足を動かす筋肉（骨格筋）のなかで、
自分の意思でコントロールできるのは骨格筋だけです。

　骨格筋には、持久力の強い赤い筋肉（赤筋）と瞬発力
の強い白い筋肉（白筋）があります。ミトコンドリアが
多く含まれているのは赤い筋肉です。海の中を休むこと
なく泳ぎ回っているマグロは、赤筋の多い赤身魚です。
海の底でじっと獲物が来るのを待っていて、ここぞとい
うときに瞬発力を発揮するヒラメは、白筋の多い白身魚
です。

　ミトコンドリアを増やし活性化させるには、まずもっ
て骨格筋の赤筋を刺激することです。歩いたり、ゆっく
り走ったりする有酸素運動を行えばいいのです。

　ミトコンドリアは、とくに背筋と太ももの筋肉に多く含まれているので、背筋を伸ばしてよい姿勢で行う運動が効果的です。日常生活の中で姿勢を意識するだけでも効果があったという人もいます。

糖質制限をしたうえでの運動

　私たちの体の中には、体の状態を感知するセンサーのようなものがあります。必要なところにメッセージを伝える機能もあります。それらを駆使して、さまざまに連絡を取り合い、メッセージを伝え合い、からだ全体のバランスを保っているのです。

　ミトコンドリアについては、たんぱく質AMPKが、特に大きく関わっています。私たちが運動を行うとAMPKが活性化され、そのことによってミトコンドリアが増えます。ところが、グリコーゲンはAMPKと結合しやすく、AMPKの活性化を抑える働きがあります。そのため、グリコーゲンが大量にある状態でトレーニングを行うと、ミトコンドリアは増えにくいのです。

アメリカの大手ケミカル製品メーカーの 各種サプリメントも興味深い

　ミトコンドリアを増やす食材としては、適量の三大栄養素のほかに硫化アリル、栄養素である亜鉛、セレン、タウリン、抗酸化物質であるスルフォラファン、リコピン、ポリフェノールなどがあります。

　アメリカの大手ケミカル製品メーカーでは、DNAチップという最先端の手法を用いて、ミトコンドリアを活性化させる複数の成分を組み合わせた究極のミトコンドリアサプリメントを商品化しています。

　薬や健康食品では、L－カルニチン、タウリン、漢方コウジン末、人参湯、ビタミンB1、B2、B6、B12などがあります。

よい食生活習慣
ミトコンドリアを増やす食材

【食材】	【成分】	【効果】
●ニラ	硫化アリル	抗酸化物質に変化
●ニンニク	硫化アリル	抗酸化物質に変化
●タマネギ	硫化アリル	抗酸化物質に変化
●トマト	リコピン	活性酸素を抑制
●スルメ	タウリン	ミトコンドリア増殖に不可欠
●ブロッコリースプラウト	スルフォラファン	抗酸化物即こ変化

アメリカの大手ケミカル製品メーカーでは、DNAチップという最先端の手法を用いて、ミトコンドリアを活性化する複数の成分を組み合わせた、究極のミトコンドリアサプリメントを商品化している

ミトコンドリアを減らす
よくない飲食生活習慣

①毎晩の晩酌

②毎日1食がパン

③ラーメンの常食

④喉のため、常に飴をなめる

お好きな植物性発酵食品を

　お漬け物、糠漬け、納豆、味噌、醤油は、植物性発酵食品です。韓国のキムチ、ドイツのザワークラフト（すっぱいキャベツ）も植物性発酵食品です。

　植物性発酵食品には酵素がたくさん含まれているので、食べると消化酵素を節約でき、代謝酵素の働きを促進します。さらに植物性発酵食品には、乳酸菌などの有益菌が含まれているので、腸内環境を改善してくれます。

　植物性発酵食品はだいたいが「すっぱい」ので、胃酸に負けないで生きて大腸にまで届きます。ヨーグルトやチーズなどの動物性発酵食品は、胃酸に負けてしまいやすく、大腸にまで届くのはほんの一握りです。そのため、腸内環境の改善には、あまり役に立ちません。

食べるものの順序でも増える

　酵素を多く含んでいるものを先に食べるのです。そうすると、胃の上部で、植物由来の酵素による自己消化が

起こります。食べたものの中に含まれていた酵素による
消化が起こるのです。これは酵素を多く含む食べ物を食
べないと起こらないことです。

　この植物由来の酵素による自己消化により、消化酵素
を節約することができます。消化酵素の節約は、ミトコ
ンドリアへの代謝酵素の供給を増やします。十分に代謝
酵素を得ることにより、ミトコンドリアの脂肪代謝は活
性化され、エネルギーが増産されます。

運動でミトコンドリアの
量を増やし、質を高める

最強の「脳トレ」は運動

　ミトコンドリアの量と質を高く保つには、体を動かす
ことです。運動すると筋肉だけでなく、脳の血管も増え
ます。血管によって十分な酸素と栄養分が供給できれ
ば、脳のはたらきは活発になります。

脳は体全体をコントロールする司令塔です。そのため、脳には多くのミトコンドリアがあります。そのミトコンドリアも加齢とともに徐々に減る傾向にあります。

　年をとればとるほど、経験したことが多くなり、脳があまり刺激を感じなくなるからです。

　「脳トレ」（脳のトレーニング）という言葉がよく見られるようになりました。物事を深く考えたり、新たなことを学んだりすると、脳に刺激を与えることになり、脳の血流量が増し、ミトコンドリアのはたらきが活発になります。

　しかし、強すぎる刺激や深刻な刺激は、細胞を傷つける危険性があります。

　その意味で、運動は脳に適度な刺激を与えるとてもいい「脳トレ」です。

運動は、ミトコンドリアを増やし、認知症を予防する優れた健康法

　運動をすると骨からオステオカルシン、筋肉からマイオカイン、良質脂肪からアディポネクチンなどが分泌されます。そのことにより、脳をはじめ体全体が健康になります。

　普段私たちは意識していませんが、体を動かすということは、脳を動かすことでもあるのです。

　脳を動かしてミトコンドリアが増えると、脳の使えるエネルギー量が増えるので、認知症を防止できます。

　集中力が増し、発想力が豊かになります。

背筋をピンと伸ばしただけで ミトコンドリアが増える

　加齢にともなってミトコンドリアの量が減り、質の悪いミトコンドリアが増えます。悪い生活習慣が続いても、質の悪いミトコンドリアが増えます。それが、私たちの老化のスピードに大きく影響しています。

　ミトコンドリアの数が不足し、質の悪いミトコンドリアが増えると、作られるエネルギーが少なくなります。少なくなったエネルギーは、呼吸や体温調節などに優先的に使われます。

　そのため若さを保つための老化防止機能や遺伝子の修復作用に、充分にエネルギーが回されず、老化が進み、病気になることもあります。

　そうならないためには、ミトコンドリアを増やせばいいわけです。

最も手軽なのは、背筋を伸ばすことです。

　座っているときも、立っているときも、背筋をピンと伸ばすようにしましょう。

　ミトコンドリアは、筋肉中に多く含まれているのですが、姿勢を保つための筋肉である背筋には、とくに多くのミトコンドリアが含まれています。

　両肩、背筋の筋肉や良性の脂肪（褐色脂肪細胞）からは、アディポネクチンがたくさん産出していることも証明されています。

片足立ちをして太ももを刺激し、ミトコンドリアを増やす

　背筋のほかにもう1ヵ所、太ももの筋肉にもミトコンドリアはたくさん含まれています。そのため、太ももの筋肉を刺激する「片足立ち」などもミトコンドリアを増やすことに有効です。

　左右の足を交互に「片足立ち」にすることで、ふだんよりも大きな負荷を、太ももに与えることができます。足腰が弱っている人は、急に「片足立ち」しないで、転倒に注意してゆっくり片足立ちしてみてください。最初は、ごく短い秒数で行ってください。

慣れてくると何分というように時間を増やすとともに、背中の筋肉をピンと伸ばしてください。そのことにより、背筋と太ももとのダブル効果で、ミトコンドリアを大きく増やすことができます。

エネルギー代謝が良くなり、酸素を有効に使えるようになる

ジョギングを始めると、最初のうちはきつくても、やがてきつく感じなくなります。

これは、運動によってミトコンドリアが増え、呼吸で取り込む酸素を、効率的に使えるようになるからです。

最初、息が切れるのは、エネルギー代謝が悪いためです。息を切らして、酸素を無駄にしているわけです。

各細胞内のミトコンドリアが増えると、エネルギー代謝が良くなり、酸素を有効に使えるようになります。

その状態が息を切らさないで走っている状態です。1日2時間の運動をI週間続けると、30％程度ミトコンドリアの量が増えるという臨床実験の結果が発表されています（「森の仲間ラボ」）。

適度な運動が、体のみならず
精神も性格までも改善してくれる

　ミトコンドリアは、エネルギーをたくさん使うところに多く存在します。人間がエネルギーをたくさん使うのは「筋肉」と「神経」と「血管内皮細胞」なのでそのあたりに多く存在しています。

　フレイル、サルコペニアになるのは、ミトコンドリアがいっぱいあるはずの筋肉に、必要なだけのミトコンドリアがないときです。そのため、古いミトコンドリア、元気のないミトコンドリアも使わざるをえなくなり、筋肉を増やすことも強くすることもできない状態に陥ってしまうのです。

　男性ホルモンを補充すると、ミトコンドリアが増えるので、筋肉を増やし、強くする準備ができます。あと適度な運動をすると、筋肉は増え、強くなります。

　これが筋肉増強、強化の筋道なので、年齢は関係ありません。いくつになっても、これらのことをしっかり行えば、筋肉は増強され、強化されます。

　そうして、筋肉が増強され、強化されますと、身体全体が強健になります。ミトコンドリアは、「筋肉」「神

経」「血管内皮細胞」にたくさん存在するので、身体が強健になれば、自律神経系のミトコンドリアはよく増え、さらに元気になります。

　考え方がおかしかったのが、おかしくなくなる、ということも起きています。引きこもりがちだったのが、積極的に活動しはじめたりもします。身体が元気になることが、精神や気持ちに大きな影響を与えるからです。

　肉体が決定的なダメージを受ける前に、修復することも大切です。さまざまな部位が次々と健康を取り戻し、よくなっていくからです。体も精神も性格までも改善され、心身ともに健康になります。

ミトコンドリアで、改善され、元気になる

β細胞のミトコンドリアが減少すると糖尿病になりやすくなる

　糖尿病の原因は、インスリンが足りない、インスリンが効かない、の2つです。身体活動が低下すると、イン

スリン抵抗性が惹起され、インスリンが効きにくくなります。そのうえ、肥満にもなり、内臓脂肪も増え、その内臓脂肪からインスリンを効きづらくさせる物質が分泌されるので、インスリン抵抗性がさらに高まります。

インスリン抵抗性が高まると、インスリンが効きにくくなるので、血液は糖だらけとなり、「高血糖による高インスリン血糖」すなわち糖尿病になります。

血液の中に糖が増えると、血管の内側に大量の活性酸素が発生します。血流が悪くなり、血管の細胞、血中の細胞が糖化され、活性酸素が大量に増加することにもなります。活性酸素が血管を内側から傷つけ、破壊することもあります。

体の内部でそのようなことが起きると、血流が悪くなっているわけですから、酸素も栄養も十分に運ばれません。足や手に痛みやしびれが出てきたり、頻尿、多尿、多汗、喉が渇くなどの症状が出始めたりします。

サルコペニア（筋力の低下）
フレイル（虚弱状態）とは

フレイルは、日本老年医学会が2014年に提唱した概念です。「Frailty（虚弱）」の日本語訳です。「健康な状

態」と「要介護状態」の中間あたりの老化状態です。

　身体的機能や認知機能の低下が見られますが、適切な治療を行うと、難なく「健康な状態」に戻ることができます。しかし、そのままにしておくと「要介護状態」に進むことになります。

　サルコペニアが「筋肉量が減少し、筋力や身体機能が低下している状態」であるのに対し、フレイルは「身体の予備能力が低下し、健康障害を起こしやすくなった状態」すなわち「虚弱」状態を指します。

サルコペニア、フレイルの原因

　サルコペニアは、おもに筋肉量の減少を問題にしますが、フレイルは体重減少、倦怠感、活動度の低下なども問題にするので、概念が大きいと言えます。

　サルコペニア（筋力の低下）、フレイル（虚弱状態）は、さまざまな疾患の合併によっても起こりますが、おもな原因は次の3つです。

・加齢
・栄養不足

・身体活動量の低下

　この3つの原因は、サルコペニア、フレイルに共通するので、サルコペニアとフレイルは、しばしば同時に起きます。それに、サルコペニア（筋力の低下）とフレイル（虚弱状態）は、つながりやすいとも言えます。

適切な治療により「健康な状態」に戻るので、あきらめず頑張ってください

　サルコペニアとフレイルがつながった状態、あるいはサルコペニアだけの状態、フレイルだけの状態で、リハビリテーションや軽運動を行うと、かえって悪化することがあります。弱っている筋肉から普通よりも炎症物質が多く出現するからです。
　そのことにより、動脈硬化が進行し、老化に拍車がかかり、サルコペニアやフレイルが進行し、より衰弱していく危険性もあります。
　サルコペニア、フレイルは、元気なミトコンドリアが十分にある身体にする適切な治療を行うことにより、難なく「健康な状態」に戻ります。
　そのままにしておかず、あきらめず頑張ってください。

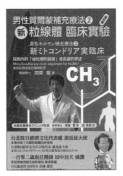

『台湾語版の粒線體』のカバー

　『ミトコンドリア実臨床』には、台湾語版もあります。台湾語版の『粒線體 臨床實驗』は、2021年4月発行です。

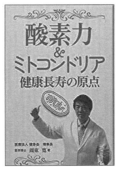

酸素力&ミトコンドリア健康長寿の原点

　周東寛著のミトコンドリアに関する最新刊は、2022年11月刊です。

第8章

温熱療法（入浴）
快適な睡眠

温熱療法（入浴）

北投石のホルミシス効果

　体を温めることによって病気を治す温熱療法は、人類最古の療法です。

　秋田県の田沢湖玉川にある玉川温泉には、北投石と呼ばれる不思議な石があります。「健康によい」ことはもちろん「がんを治す効果がある」というようなことが、マスコミで取り上げられ、大きな話題となりました。

　近年、北投石がもたらす不思議な効果は、ごく微量で安定した放射線のおかげであることがわかってきました。

　放射線は、もちろんとても危険なものであり、体によくありません。しかし、極微量の放射線は、人体の内部深く浸透して、各内臓に作用し、解毒作用によって体質を改善し、体位を向上する効果が高いようです（『北投石で難病を克服する』安陪常正・著）。

　その極微量のラジウム放射線が体に善い働きをすることをホルミシス効果と呼んでいます。北投石は、ラジウ

ム放射線のほかに遠赤外線・マイナスイオンも大量に放出しています。

　玉川温泉には、全国からたくさんの人が訪れています。放射性のラジウムを含んだ北投石は、半永久的にラジウムを生成・放出するので、国の特別天然記念物に指定され、採掘が禁止されています。

北投石は日本人により台湾で発見された

　世界で最初に北投石が発見されたのは、台湾の台北市北投区でした。その後に、玉川温泉でも発見され、北投石があるのは世界でこの2ヶ所のみです。

　現在のドイツのバーデンーバーデン温泉郷をつくったのは、古代ローマ人です。ドイツの温泉は、一定期間滞在して運動や食事、心のケアも行うパッケージになっているものが多いようです。

　現在のフランスにも100ヶ所を超える温泉保養施設があります。

　ハンガリー、チェコ、ベルギー、北欧にも温泉療養施設が数多くあります。

　アジアでは、韓国、中国、台湾、タイ、ミャンマー、

マレーシア、フィリピンなどにも、数多くの温泉保養施設があります。

足湯に玄米酢や竹酢、岩塩や海水塩などを入れる

現在、温泉地やその近くの駅などで、温かいお湯に足をつける足湯が盛んです。

私が開発した足湯は、玄米酢や竹酢、それに岩塩や海水塩などを42℃のお湯に溶かせ、そこに両足を30分ほどつけるというものです。

足湯に最適の温度は42℃です。やけどをしないで血液循環の改善が進む42℃のお湯に、くるぶしの上まで足をつけます。

お酢の入った足湯だと、全身のホカホカが長持ちします。私は、玄米酢、竹酢をすすめていますが、なければ米酢でもかまいません。さまざまな「足病」に大きな改善効果があります。

そのうえ温熱作用により血行が改善され、体のすみずみに酸素と栄養が運ばれることになります。体の中にたまっていた毒素が、スムーズに排出されます。

岩盤浴によるミネラル摂取は、
森林浴の鉱物版のようなもの

　私が直接指導した岩盤温浴施設は、身体の芯からじっくり温めてリラックスさせ、大量の発汗をうながし、体内に蓄積された有害物質や老廃物を体外に排出するというものでした。

　それに加えて、たくさんの金属・ミネラルを含有している花崗岩から、よいミネラルを吸収するというものでした。

　岩盤温浴によって、横隔膜から下を十分に温めることは、「冷え」からくる様々な体調不良を改善します。温まることと涼むことを繰り返すことより、自律神経が刺激されて自然治癒力を高まります。

　私たちの細胞は、太古の昔、鉱物の助けを借り（触媒効果）によってつくられたと言われています。たんぱく質に海の中の鉱物由来のミネラルがくっついて、生命が誕生したというわけです。

　鉱物由来のミネラルは、動植物に含まれるミネラルとはまた違った、健康への大きな効果があります。岩盤温浴は森林浴の鉱物版ともいえます。

血行を良くする努力を

　ヒトの身体の血管は、体中に張り巡らされています。その血管がところどころ詰まり、各臓器に充分に血液がいかないことが、典型的な老化です。

　血行を良くする努力をしてください。どんなに理想的な食生活をしていても、血液がスムーズに流れないと、各臓器にも末端の細胞にも栄養が充分には届きません。

心臓や脳などの体温を維持するため、末梢血管を収縮させるのが「冷え」の主な原因

　生体エネルギーの大部分は、赤血球によって運ばれてきた酸素と食事によって得られた栄養分を原料とし、ミトコンドリアで作られます。

　ですから、ミトコンドリアを必要なだけ増やし、血流をよくして、酸素を必要なだけ取り込む。

　栄養価の高いものを食べて、必要な栄養分を吸収し、酸素とともに体のすみずみに運べばよいのです。

　血流が悪くなると酸素や栄養分が組織に届きにくくなり、体内でのエネルギー産生か低下し、エネルギー量が

減ります。

　すると私たちのからだは、大切な心臓や脳などの体温を維持しなければならないので、末梢の血管を収縮させます。これが「冷え」の主な原因です。

「冷え」は免疫力を低下させるのでがん患者になりやすい

　エネルギー不足になると、活性酸素を分解する還元酵素の合成を止めます。

　そのことにより、活性酸素が増えて遺伝子を傷つけ、体の弱いところに炎症が起き、老化が早まります。

　そのうえ「冷え」は、免疫力を低下させるので、日々誕生するガン細胞をやっつけきることができなくなります。

　それまでは、Ｔリンパ球、NK細胞、樹状細胞などが連絡を取り合ってガンと闘っていたわけですが、それがうまくいかなくなり、ガン患者になってしまうわけです。

温熱によって「冷え」を改善し、免疫力をあげ、ミトコンドリアを増やしましょう

温熱によって「冷え」を改善させれば、免疫力があがります。

「冷え」を改善する簡単で有効な方法は、全身を温めることです。体温が上がると、からだは熱を逃がそうと血流を増加させます。

温熱により血流が増加すると、酸素と栄養分の運搬が盛んになり、老廃物の排出が促進され、エネルギー産生か向上します。

エネルギー工場であるミトコンドリアの数も増えます。

食べた20分後に白湯を飲む

加齢による咀嚼力の低下、消化力の低下
食べ過ぎによる消化不良
糖尿病による膵臓の疲労
飲酒、ストレスによる膵臓の疲労

　これらによって膵臓が不調に陥ったときは、ぜひ「食べた20分後に、白湯を250から300cc飲む」ことをおためしください。

快適な睡眠

生活習慣病対策としても、質のよい睡眠時間を確保しましょう

　厚生労働省は、「健康づくりのための睡眠指針2014」において、睡眠不足が、肥満、高血圧、循環器疾患、メタボリックシンドロームを発症させる危険性を高めるとしています。

　また、睡眠時無呼吸症候群も生活習慣病の原因としており、いわゆる「いびき」が高血圧、糖尿病、脳卒中、虚血性心疾患などの危険因子であるとしています。

　なお、同資料で示している生活習慣病のリスクを少なくする睡眠時間は、7時間前後としています。

睡眠のメカニズムを知ろう

　人間の体内には、体内時計が備わっていて1日のリズムを刻んでいます。人間の体温にもリズムがあり、「睡眠」と大きく関係しています。

　起床前は体温が最も低く、その後体温が上昇し、夕方の6時〜夜8時ぐらいが最も高くなります。

　睡眠のメカニズムは、この体温リズムの影響を大きく受けています。大切なのは寝る前に体の深部体温がグッと下がることです。体温が下がることにより眠気が引き起こされます。

イビキは加齢に伴う自然なものではない

　睡眠時のイビキは「歳をとれば、みんなイビキをかくようになる」と言われています。中高年、高齢者には、イビキをかく人が多いのは、たしかです。

　加齢にともなって呼吸に関係する筋肉が衰え、イビキをかく人が増えますが、加齢がイビキの直接的な原因ではありません。

　イビキは、鼻や咽頭（のど）の奥を押し開いて、空気を吸い込むときに起きます。イビキは「軟口蓋」や「喉頭披裂」の筋肉の振動音が、周囲の組織や気道内の分泌液をさらに振動させることによって起きます。

　吸い込むとき（吸気）にだけ摩擦音、振動音があり、吐き出すとき（呼気）には、摩擦音も振動音もないのが、軽いイビキの特徴です。大イビキになると、吸い込むときと吐き出すときの両方で、摩擦音、振動音が起きます。

　イビキをかく人の横で寝ていて、往復でイビキをかいていると感じたならば、それは吸い込むときと吐き出すときの両方での大イビキであり、かなりの重症である可能性が高いでしょう。

　さらに恐いのはイビキが止まり、舌根が完全に閉塞して、呼気も吸気もしない状態、すなわち息が止まった状態が数十秒続くことです。仰向けでこの状態になったときは、舌全体が沈下して、気道を閉塞してしまっていると見なければなりません。

舌根筋群の筋力低下、筋肉の萎縮、脂肪化
これらがイビキのおもな原因

　鼻腔、口腔、咽頭のいずれかに異常があったときも、気道を狭くし、イビキの原因になります。「鼻が悪い人は、イビキをかく」というのは、医学的にもそのとおりです。

　口の中は、左右に頬にあたる部分があり、天井にあたるところの前方（歯の方）は硬く、後方は柔らかくなっています。前方の硬くなっているところを硬口蓋、後方の柔らかくなっているところを軟口蓋というのですが、前方の硬口蓋は、口蓋全体の三分の二ほどであり、後方の軟口蓋は三分の一ほどです。

　軟口蓋は、物を飲み込んだときに、後鼻孔をふさいで食物が鼻（鼻腔）に入るのを防ぐ役割をしています。横になって寝るときは、軟口蓋は呼吸時の鼻からの空気の通り道であるので、開く作用があります。ところが、脂肪が付いて肥大化してしまうと、気道を狭くする要因になってしまいます。軟口蓋に脂肪が付くと、軟口蓋が後方に沈下することになり、そのことによっても気道は狭くなります。

　肥満者になると、軟口蓋のほかに咽頭壁、口腔、鼻腔

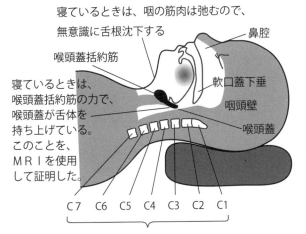

寝ているときは、咽の筋肉は弛むので、
無意識に舌根沈下する

鼻腔

喉頭蓋括約筋

軟口蓋下垂

咽頭壁

喉頭蓋

寝ているときは、
喉頭蓋括約筋の力で、
喉頭蓋が舌体を
持ち上げている。
このことを、
ＭＲＩを使用
して証明した。

C7　C6　C5　C4　C3　C2　C1

Ｃ４～Ｃ６のあたりが、ヘルニアになりやすい。その理由を、
ＭＲＩで気がついた。顎のラインがＣ４のあたりになるため、
うなずく運動をたくさんやる人に多い所見である。

第1腰椎（圧迫骨折している）
髄液の液体

第12胸椎
白色化した脂肪骨

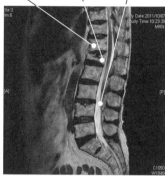

胸椎と腰椎の白い部分が脂肪だった（脂肪骨）

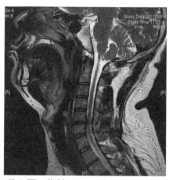

首と顎に脂肪がついている

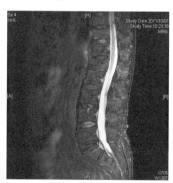

ＭＲＩの脂肪を消すソフトであるＦＡＴＳＡＴの操作を行うと椎体の白色部分が消失した。椎骨が「脂肪骨」になっていた。髄液は液体なので、白色で残った。

頸椎、腰椎のMRI画像で筋肉と椎骨を説明する

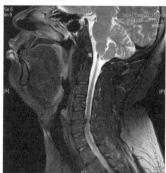

ＭＲＩの脂肪を消すソフトであるＦＡＴＳＡＴの操作をすると、首や顎の脂肪のみが消えた。

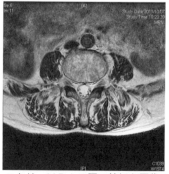

これは、ＭＲＩの腰の輪切り画像。大腰筋と背筋の黒いすじが筋肉、白いすじが脂肪。筋肉に脂肪が入ったものを、私は「脂肪筋」と呼んでいる

などにも脂肪が付き、舌体（舌の前方）の肥大化となります。これらも気道を狭くする要因になり、イビキの原因になります。

166頁の右の上2つをとくによく見て下さい。

原因は加齢ではなく、睡眠時無呼吸

睡眠時無呼吸症候群は、肥満が原因ではないのですが、少なからず脂肪が原因になっている人がいます。痩せていても「舌根筋群」が萎縮し、脱力しやすくなることがあり、そのことが気道を狭くし、睡眠時無呼吸症候群の原因にも、イビキをかくことの原因にもなります。

肥満者の場合は、舌根筋群に脂肪が付くことにより、可動域が狭まり、舌根筋群も運動不足になって、筋肉が萎縮します。

舌根筋群に脂肪が付かなくても、舌根筋群が運動不足になると、舌根筋群は萎縮し、気道を狭めてしまいます。それがイビキの原因になり、睡眠時無呼吸症候群の原因にもなります。

無呼吸症候群の目安は、7時間ほどの睡眠中
35回以上の無呼吸の状態

　睡眠時無呼吸症候群の患者さんは、睡眠時の無呼吸により、酸素不足状態が続き、細胞の代謝が低下し、だるくなっています。

　その状態が、翌日まで持ち越されるため、時間にすれば十分に睡眠をとっているにもかわらず、日中強い眠気に襲われます。酸素不足が持ち越されているので、高血圧ぎみにもなり、脳神経や末梢神経もすっきりしなくて、どうしてもぼんやりとしてしまいます。

　それらの症状の方は、仕事をさぼっていると誤解されることも多く、その方がパイロットであったり、バスや電車の運転手であったりすると、大きな事故につながってしまう危険性があります。

加齢による体力減退を嘆く人のなかには、
睡眠時無呼吸の方が、少なくありません

　無呼吸は7時間の睡眠中にまんべんなく起きるのではなく、ノンレム睡眠（深い眠り）のときよく起きます。
　無呼吸の回数が1時間に

5回以下………正常

6回〜 15回……軽症

16回〜 30回……中等症

31回以上………重症

50回以上………超重症

となっています。

　加齢による体力減退を嘆く人のなかには、睡眠時無呼吸による不整脈が原因の方が、少なくありません。

検査を行って、あなたに あった老化対策を

　老化は治療できる病気です。

　ここにあげた抗老化の方法は、あなたが、ご自身だけでできる老化対策です。

　ここにあげたほとんどの老化対策を行ったが、たいした成果は得られなかったという方は、ぜひ受診してください。

　検査を行って、お薬を含む、あなたにあった老化対策をご提案できると思います。

あなたも〔健康＆長寿〕「老いなき世界」へ

２０２３年５月１０日　初版第１刷発行

著　者　　周東　寛

発行所　　ＩＣＩ．アイシーアイ出版
　　　　　東京都豊島区千早３-３４-５
　　　　　TEL&FAX ０３-３９７２-８８８４

発売所　　星雲社（共同出版社・流通責任出版社）
　　　　　郵便番号１１２-０００５　東京都文京区水道１-３-３０
　　　　　TEL ０３-３８６８-３２７５　FAX ０３-３８６８-６５８８

印　刷
製本所　　モリモト印刷

ISBN ９７８-４-４３４-３２１０８-５　C００４７
定価はカバーに表示してあります。